GESUNDES

BLUT

Earl Mindell | Gene Bruno

GESUNDES BLUT

Was Ihr Blut alles kann
Warum Sie gut für Ihr Blut sorgen sollten
Wie Sie Ihr Blut reinigen und entgiften

Aus dem Englischen übersetzt von Angela Schumitz

Haben Sie Fragen an den Mankau Verlag?
Anregungen zum Buch?
Erfahrungen, die Sie mit anderen teilen möchten?

Nutzen Sie unser Internetforum:
www.mankau-verlag.de/forum

Impressum

Bibliografische Information der Deutschen Nationalbibliothek
Die Deutsche Nationalbibliothek verzeichnet diese Publikation in der Deutschen Nationalbibliografie; detaillierte bibliografische Daten sind im Internet über http://dnb.d-nb.de abrufbar.

Earl Mindell | Gene Bruno
Gesundes Blut
Was Ihr Blut alles kann
Warum Sie gut für Ihr Blut sorgen sollten
Wie Sie Ihr Blut reinigen und entgiften
ISBN 978-3-86374-547-9
1. Auflage März 2020

Mankau Verlag GmbH
D-82418 Murnau a. Staffelsee
Im Netz: www.mankau-verlag.de
Internetforum: www.mankau-verlag.de/forum

Übersetzung: Angela Schumitz, Gröbenzell
Lektorat: Redaktionsbüro Julia Feldbaum, Augsburg
Endkorrektorat: Susanne Langer-Joffroy M. A., Germering
Cover/Umschlaggestaltung: Andrea Janas, München
Innenteil/Layout und Satz: Lydia Kühn, Aix-en-Provence, Frankreich
Energ. Beratung: Gerhard Albustin, Raum & Form, Winhöring

Druck: Druckerei C. H. Beck, Nördlingen

MIX
Papier aus verantwortungsvollen Quellen
FSC® C019821

Die Originalausgabe ist im Verlag Square One Publishers, Inc. (New York, USA) unter dem Titel »What's In Your Blood & Why You Should Care« erschienen.

Hinweis für die Leser/innen: Die Autoren haben bei der Erstellung dieses Buches Informationen und Ratschläge mit Sorgfalt recherchiert und geprüft, dennoch erfolgen alle Angaben ohne Gewähr. Verlag und Autoren können keinerlei Haftung für etwaige Schäden oder Nachteile übernehmen, die sich aus der praktischen Umsetzung der in diesem Buch vorgestellten Anwendungen ergeben. Bitte suchen Sie bei Erkrankungen einen erfahrenen Arzt oder Heilpraktiker auf.

Inhalt

TEIL 1

WAS SIE ÜBER IHR BLUT WISSEN SOLLTEN

TEIL 2
WAS DAS BLUT BRAUCHT

TEIL 3

ENTGIFTUNG

Einführung

Es ist eine unbestreitbare Tatsache, dass unsere Umwelt viele möglicherweise schädliche Substanzen birgt. Doch solange diese Gifte unser Leben nicht offensichtlich und einschneidend beeinträchtigen – so wie etwa die toxische Menge Blei im Trinkwasser von Flint, Michigan –, rückt dieses Thema oft in den Hintergrund. Leider dringen Toxine – denen wir durch die Luft, die wir atmen, durch Lebensmittel, die wir zu uns nehmen, und sogar durch Kosmetikprodukte ausgesetzt sind – in den Blutkreislauf ein und pulsieren tagtäglich durch den Körper. Mit der Zeit können sie sich im menschlichen Organismus anhäufen und in der Folge Kopfschmerzen, Müdigkeit, Muskelschmerzen, Verdauungsprobleme, Verstopfung und viele andere Beschwerden verursachen. Weil diese Symptome aber ziemlich weitverbreitet sind, denkt man oft nicht sofort daran, dass Giftstoffe im Blut die Ursache sein könnten.

Im vorliegenden Werk wollen wir Ihnen erklären, was Sie über Ihr Blut und die natürlichen Entgiftungsmechanismen Ihres Körpers wissen sollten. Es werden evidenzbasierte Methoden zur Blutreinigung beschrieben, die man in den Alltag integrieren kann. Außerdem möchten wir Ihnen, indem wir Sie ausführlich über Lebensmittel, Nahrungsergänzungsmittel und komplementäre Therapien informieren, einen Weg zur Verbesserung Ihrer Gesundheit aufzeigen.

Das Buch besteht aus drei Teilen: Im ersten Teil wird die Zusammensetzung des Blutes erklärt, vom Plasma und roten Blutkörperchen hin zu weißen Blutkörperchen und Blutplättchen.

Es wird aufgezeigt, wie pH-Wert, Ernährung, körperliche Betätigung, Umwelt und Genetik den Zustand Ihres Blutes beeinflussen. Ausführlich werden Bluttests erklärt, es wird jedes Element sowie dessen Bedeutung für Ihre Gesundheit aufgeführt. Zum Schluss erfahren Sie, wie Toxine aufgrund äußerer Einflüsse oder innerer biologischer Prozesse in Ihr Blut gelangen können, und es wird dargelegt, wie die natürlichen Entgiftungsmechanismen Ihres Körpers vorgehen, um diese Substanzen aus Ihrem Körper zu beseitigen.

Im zweiten Teil werden die sechs Typen von Nährstoffen besprochen, die Ihr Körper braucht, um gesund zu bleiben - Kohlenhydrate, Fett, Eiweiß, Vitamine, Mineralstoffe und Wasser -, und wie sie bei der Produktion von Energie, der Förderung des Zellwachstums und dem gesunden Funktionieren Ihrer Organe zusammenarbeiten, sobald sie in Ihren Blutkreislauf gelangt sind. Sie werden erfahren, welche enorme Auswirkung die Lebensmittel, die Sie täglich zu sich nehmen, auf Ihr Blut und somit auch auf Ihre Gesundheit haben können. Anschließend gehen wir auf die Bedeutung des optimalen Sauerstoffgehaltes Ihres Blutes ein und beleuchten die Ursachen, warum Ihr Blut möglicherweise nicht genügend Sauerstoff aufweist und wie Sie dem entgegensteuern können.

Im dritten Teil verknüpfen wir all diese Informationen und stellen Lebensmittel und Nahrungsergänzungsmittel vor, die die Entgiftung des Blutes fördern. Auch gelegentliche Fastenzeiten können in diesem Zusammenhang hilfreich sein. Zu guter Letzt nennen wir Ihnen Begleittherapien, mit deren Hilfe der Entgiftungsprozess gefördert und ein gesunder Blutkreislauf aufrechterhalten werden kann: Sauna, Hydrotherapie, Massagen, Chelattherapie und Meditation.

Wenn es um Gesundheit und Wohlbefinden geht, fühlt sich manch einer vielleicht wie ein Zaungast, der darauf wartet, alle Karten in dem Blatt zu sehen, das ihm genetisch zugeteilt worden ist. Zwar spielen die Gene eine wichtige Rolle für Ihre Gesundheit, doch Sie sind sicher nicht machtlos. Mit den Entscheidungen, die Sie tagtäglich fällen, können Sie selbst tätig werden und Schädliches nach Möglichkeit meiden sowie die Beseitigung unerwünschter Substanzen aus Ihrem Blut unterstützen.

TEIL 1

WAS SIE ÜBER IHR BLUT WISSEN SOLLTEN

Zu Beginn widmen wir uns den Komponenten Ihres Blutes und zeigen, was das Blut in Ihrem Körper bewerkstelligt, was ein Bluttest verdeutlicht und wie natürliche Entgiftungsmechanismen Ihres Körpers unerwünschte Substanzen aus Ihrem Blutkreislauf beseitigen. Wie ist das Blut zusammengesetzt, welche Faktoren nehmen Einfluss auf seine Bestandteile, wie funktionieren die Transportwege des Blutes? Diese Fragen beantworten wir in Kapitel 1. In Kapitel 2 erklären wir die diversen Untersuchungen bei einem klassischen Bluttest und dessen Aussagekraft hinsichtlich Ihres Gesundheitszustands. In Kapitel 3 werden externe und interne Toxine definiert. Wir erklären, wie diese Substanzen in Ihren Blutkreislauf gelangen können und wie die natürlichen Entgiftungsmechanismen Ihres Körpers bei der Beseitigung dieser Substanzen vorgehen.

Kapitel 1 – Das Blut

Das Blut ist das primäre Transportmedium für nützliche, aber auch schädliche Substanzen in Ihrem Körper. Diese lebenswichtige Flüssigkeit transportiert Vitamine, Mineralstoffe, Sauerstoff, Hormone, aber auch Schwermetalle und andere Toxine durch die zellulären Wege. Chemische Substanzen gelangen ins Blut, wenn Ihr Körper sie aus der Umwelt aufnimmt, und werden anschließend durch den Blutkreislauf in Ihrem Körper verteilt.

In Ihrem Organismus zirkulieren etwa fünf Liter Blut, die mit nahezu allen Zellen Ihres Körpers in Kontakt kommen. Somit spielt es eine zentrale Rolle für Ihr Wohlbefinden. Im Folgenden wird die Zusammensetzung des Blutes erläutert, es werden Faktoren besprochen, die sich darauf auswirken, und schließlich auch die unterschiedlichen Blutgruppen und wie das Blut in Ihrem Körper zirkuliert.

Die Zusammensetzung des Blutes

Der Blutkreislauf ist manchmal auch mit den Kanälen Venedigs verglichen worden. Wie auf den Wasserwegen dieser italienischen Stadt Reisende von einem Punkt zum anderen gelangen, nimmt das Blut auf dem Weg durch Ihren Körper »Passagiere« auf und lädt sie wieder ab. Ihre Arterien, Venen und Kapillaren sind im Wesentlichen ein ausgedehntes Netz von »Kanälen«. Die Gesamtlänge aller Blutgefäße aneinandergereiht beträgt beim

Menschen durchschnittlich rund 100.000 Kilometer, könnte also gut zweimal rund um die Welt reichen. Doch wie auf den Kanälen Venedigs unterschiedliche Boote fahren, welche Menschen und Fracht von Ort zu Ort bringen, besteht auch Ihr Blut aus vielen unterschiedlichen Bestandteilen, die ihre Aufgaben erfüllen. Bei all diesen Komponenten geht es um ein- und denselben wichtigen Zweck: das menschliche Leben aufrechtzuerhalten. Um besser zu verstehen, wie Ihr Blut diese Aufgabe meistert, sollten Sie die wichtigsten Bestandteile kennen – Plasma, rote Blutkörperchen, weiße Blutkörperchen und Blutplättchen.[1]

Plasma

Plasma ist eine gelbliche Flüssigkeit, die die zellulären Blutbestandteile transportiert. Das Blut besteht zu etwa 55 Prozent aus Plasma, und Plasma besteht zu etwa 92 Prozent aus Wasser. Die verbleibenden 8 Prozent Plasma bestehen zum größten Teil aus Proteinen. Den Rest machen kleine Mengen Glukose, Gerinnungsfaktoren, Elektrolyte, Hormone und Kohlendioxid aus.

Wasser

Da Plasma überwiegend aus Wasser besteht, der menschliche Körper zu 55 bis 65 Prozent, sollte man wissen, welche Rolle das Wasser im Körper spielt. Wasser ist die Flüssigkeit, die es dem Plasma und allen Bestandteilen des Blutes ermöglicht, frei im Körper zu zirkulieren. Ohne ausreichend Wasser würde das Plasma in den Venen, Arterien und Kapillaren verschlammen. Außerdem transportiert Plasma, das wichtigste Liefersystem des Blutes, Wasser zu den Teilen Ihres Körpers, die es benötigen. Es befeuchtet die Zellen (im Mund, den Augen, der Nase), schmiert die Gelenke, schützt Organe und Gewebe, indem es deren Austrocknung verhindert, trägt dazu bei, Mineralstoffe und andere Nährstoffe zu lösen, damit sie biologisch verfügbar werden, reguliert die Körpertemperatur und spült Abfallprodukte aus Nieren und Leber. Nahezu sämtliche wichtigen Systeme des Körpers benötigen Wasser. Deshalb ist es so wichtig, genügend Flüssigkeit aufzunehmen.

Plasmaproteine

Der Begriff Protein hat seinen Ursprung in dem griechischen Wort »proteios«, was so viel wie »von überragender Bedeutung« heißt. Gleich nach dem Wasser sind Proteine – umgangssprachlich auch Eiweiße – die am weitesten verbreiteten Substanzen im Körper. Proteine sind Strukturen, die dem Körper helfen, eine Vielzahl von Funktionen zu erfüllen, darunter Moleküle von einem Ort zum anderen zu transportieren, die DNA zu replizieren und die Zellkommunikation zu ermöglichen.

Proteine bestehen aus verschiedenen Kombinationen von Aminosäuren, ihren Bausteinen. Einige Aminosäuren stammen aus Proteinen, die wir mit der Nahrung aufnehmen, andere werden vom Körper selbst produziert. Tierische Proteinquellen sind u.a. Rindfleisch, Geflügel, Milchprodukte und Meeresfrüchte. Pflanzliche Proteinquellen sind z.B. Samen, Nüsse und Hülsenfrüchte wie Bohnen und Linsen.

Bei der Verdauung werden die Proteine in der Nahrung im Darm in ihre jeweiligen Aminosäurekomponenten zerlegt, die anschließend in den Blutkreislauf aufgenommen werden. Manchmal wird ein Protein jedoch nicht komplett in einzelne Aminosäuren, sondern in kurze Aminosäureketten zerlegt. Solche kurzen Ketten werden Peptide genannt, die aufgrund ihrer Anzahl von Aminosäuren kategorisiert werden. Ein Tripeptid hat drei Aminosäuren, ein Dipeptid zwei. Kleine Peptide können ebenfalls in den Blutkreislauf aufgenommen werden.

Aminosäuren können sich verbinden, um unterschiedliche Proteine zu bilden, darunter solche, die in Muskeln, in Hormonen oder auch im Plasma selbst auftreten. Proteine sind die zweitgrößte Substanz im Plasma. Das Protein Albumin macht etwa 55 Prozent der im Plasma auftretenden Proteine aus, Globulin 38 Prozent, Fibrinogen 7 Prozent. Diese Proteine haben eine Vielzahl lebenswichtiger Aufgaben: den Transport von Hormonen, Fetten, Vitaminen und Mineralstoffen durch den Blutkreislauf sowie die Aufrechterhaltung des Immunsystems.

Antikörper, die einen signifikanten Anteil an einem bestimmten Globulin, dem Gamma-Globulin, ausmachen, sind große Y-förmige Proteine, die überwiegend von Plasmazellen als Teil der Immunreaktion des Körpers gebildet werden. Sie sind auch als Immunglobuline bekannt und dienen dazu, krankheitserregende Mikroorganismen, sogenannte Pathogene, also zum Beispiel Bakterien oder Viren, zu neutralisieren. Die beiden Spitzen der Y-Form des Antikörpers fügen sich in ein bestimmtes Antigen, ein Molekül auf der Oberfläche eines Pathogens, wie ein Schlüssel in ein Schloss ein. Wenn ein Antikörper sein korrespondierendes Antigen erkennt, verbindet er sich damit. Dadurch kann das Antigen direkt neutralisiert werden, oder es können andere Teile des Immunsystems quasi dazu aufgefordert werden, das Molekül zu zerstören. Unterschiedliche Antikörper reagieren also auf unterschiedliche Antigene.

Rote Blutkörperchen

Rote Blutkörperchen bzw. rote Blutzellen (RBZ), auch als Erythrozyten bezeichnet, sehen im Mikroskop wie kleine Scheiben mit einer Randwulst aus. Ihre Aufgabe besteht darin, Sauerstoff durch den Körper und Kohlendioxid in die Lunge zu transportieren, wo es ausgeatmet werden kann. RBZ machen 40 bis 45 Prozent des Blutvolumens aus. Sie werden im Knochenmark gebildet, wo sie als unreife Stammzellen anfangen, die zu nahezu jeglichem Zelltypus heranreifen können, den der Körper benötigt. Dieser Prozess kann rund sieben Tage dauern. Danach werden neue RBZ durch die Knochen in den Blutkreislauf freigesetzt. Im Blut haben rote Blutkörperchen eine durchschnittliche Lebensdauer von 120 Tagen.

Wenn RBZ Sauerstoff aus der Lunge aufgenommen haben, ist das Blut leuchtend rot. Wenn der Sauerstoff in das Körpergewebe abgegeben worden ist, hat das Blut eine dunklere Farbe. Für die rote Farbe des Blutes ist das Hämoglobin in den roten Blutzellen verantwortlich.

Hämoglobin

Hämoglobin ist ein rotes eisenhaltiges Protein in roten Blutkörperchen, das Sauerstoff bindet und so dessen Transport aus der Lunge in die Zellen des Organismus sowie die Rückführung von Kohlendioxid (dem Abbauprodukt des Sauerstoffs) aus dem Gewebe in die Lunge ermöglicht.[2] Außerdem trägt Hämoglobin dazu bei, die Form der roten Blutkörperchen aufrechtzuerhalten. Hat es eine veränderte Struktur (z.B. eine Sichelform, wie sie in der Sichelzellanämie vorliegt), kann die Form der roten Blutkörperchen krankhaft verändert und ihre Funktion und Bewegung durch die Blutgefäße behindert sein.

RBZ-Antigene

Normalerweise ist ein Antigen eine Substanz auf einem Pathogen, etwa einem Bakterium oder Virus, deren reines Vorhandensein das Immunsystem stimuliert, aktiv zu werden und spezifische Antikörper im Plasma anzulocken, um das Antigen zu neutralisieren. Doch jede rote Blutzelle trägt ebenfalls Antigene auf ihrer Oberfläche, die entweder aus Zucker oder aus Eiweiß bestehen. Der Zweck der meisten dieser RBZ-Antigene ist unklar, und meist werden sie vom Immunsystem ignoriert. Allerdings gibt es zwei spezifische Typen von RBZ-Antigenen, die sich von den anderen unterscheiden. Sie wurden als A-Antigen und B-Antigen identifiziert.

Wenn sich auf Ihren roten Blutkörperchen A-Antigene befinden, dann enthält Ihr Plasma B-Antikörper, die eine erwünschte Immunreaktion auslösen, wenn sie B-Antigenen aus fremdem Blut ausgesetzt sind. Falls sich im umgekehrten Fall B-Antigene auf Ihren RBZ befinden, dann greifen die A-Antikörper in Ihrem Plasma die A-Antigene aus fremden Blutquellen an. Die Entdeckung dieser Antigene und ihrer Auswirkungen führte zu der wichtigen Klassifikation von Blut gemäß unterschiedlichen Blutgruppen (→ »Antigene und Blutgruppen« auf Seite 20 f.).

Zwar ist der Zweck von RBZ-Antigenen nach wie vor unklar, doch wir wissen, dass sie eine Antikörperreaktion auslösen, wenn sie in Kontakt mit inkompatiblen roten Blutkörperchen kommen. Wenn jemand mit einer bestimmten Blutgruppe eine Bluttransfusion derselben Blutgruppe erhält, reagieren die Plasma-Antikörper nicht, und das Immunsystem erkennt die eintretenden Antigene als Freunde und nicht als Feinde. Wenn hingegen jemand Blut aus einer Blutgruppe erhält, die nicht seiner eigenen entspricht, dann werden die Antikörper im Plasma des

Betreffenden aktiv, und sein Immunsystem wird das übertragene Blut ablehnen, da es dessen Antigene als fremde Invasoren betrachtet. Diese Reaktion kann zu katastrophalen Ergebnissen führen. Eine erfolgreiche Bluttransfusion hängt also von einer sorgfältigen Bestimmung der Blutgruppe und der serologischen Verträglichkeit (Kreuzprobe) ab. Kurzum: Das Vorhandensein oder Nichtvorhandensein spezifischer Antigene auf der Oberfläche der roten Blutkörperchen eines Menschen bestimmt, welche Blutgruppe die Blutspende haben muss, damit er sie verträgt (→ Tab. 1.2 auf Seite 22).

Antigene und Blutgruppen

Anfang des neunzehnten Jahrhunderts begannen Ärzte, Blut von einer Person auf eine andere zu übertragen in der Hoffnung, das verlorene Blut eines Patienten zu ersetzen. Das hatte leider häufig tödliche Folgen. Erst 1900 entdeckte der österreichische Wissenschaftler Karl Landsteiner die Ursache für solche Reaktionen: unverträgliche Blutgruppen. Er fand heraus, dass jeder Mensch eine bestimmte genetisch bedingte Blutgruppe hat, basierend auf den RBZ-Antigenen, und dass eine Transfusion mit einer fremden Blutgruppe tödlich sein kann.

Noch einmal zur Erklärung: Wenn Sie das A-Antigen geerbt haben, dann gehören Sie zur Blutgruppe A, und Ihr Plasma weist B-Antikörper auf. Wenn Sie beide Antigene geerbt haben, dann gehören Sie zur Blutgruppe AB, und Ihr Plasma weist weder A- noch B-Antikörper auf. Wenn Sie weder das A- noch das B-Antigen geerbt haben, die

Oberfläche Ihrer RBZ also »leer« ist, dann gehören Sie zur Blutgruppe 0, und Ihr Plasma weist sowohl A- als auch B-Antikörper auf. Zusätzlich zu dieser auf Buchstaben basierenden Klassifikation spielt der Rhesus-Faktor eine Rolle: Wenn Sie das sogenannte Rh-Faktor-Antigen geerbt haben, ist Ihr Blut Rh-positiv. Ist dies nicht der Fall, dann ist Ihr Blut Rh-negativ. Das wird normalerweise mit dem Zusatz Plus [+] oder Minus [–] dargestellt – nach Ihrer AB0-Blutgruppe (z. B. A+, 0–). Insgesamt führt die An- oder Abwesenheit dieser Antigene zu acht unterschiedlichen Blutgruppen: A+, A–, B+, B–, AB+, AB–, 0+ und 0–. Manche Blutgruppen kommen häufiger vor als andere. In der folgenden Tabelle 1.1 wird die Prävalenz jeder Blutgruppe in den USA in Zusammenhang mit ihrer ethnischen Zugehörigkeit dargestellt.

Tabelle 1.1. Übliche Blutgruppen in den USA, aufgeschlüsselt nach ethnischer Zugehörigkeit

Blutgruppe	Kaukasier	Afro-Amerikaner	Hispano-Amerikaner	Amerikaner mit asiatischen Wurzeln
0+	37 %	47 %	53 %	39 %
0–	8 %	4 %	4 %	1 %
A+	33 %	24 %	29 %	27 %
A–	7 %	2 %	2 %	0,5 %
B+	9 %	18 %	9 %	25 %
B–	2 %	1 %	1 %	0,4 %
AB+	3 %	4 %	2 %	7 %
AB–	1 %	0,3 %	0,2 %	0,1 %

Zum Vergleich: Verteilung der Blutgruppen in Deutschland			
Blutgruppe	Gesamt	Rhesus+	Rhesus–
0	41 %	0+ 35 %	0– 6 %
A	43 %	A+ 37 %	A– 6 %
B	11 %	B+ 9 %	B– 2 %
AB	5 %	AB+ 4 %	AB– 1 %
	100 %	85 %	15 %

Menschen mit der Blutgruppe 0 können jedem Blut spenden. AB kann nur anderen Menschen aus dieser Gruppe gespendet werden, obwohl Träger der Blutgruppe AB als Universalspender von Plasma gelten. Außerdem sind Menschen mit der Blutgruppe AB Universalempfänger, sie können also RBZ aus jeglicher Blutgruppe empfangen. Diese Regel wird allerdings durch Vorhandensein oder Nichtvorhandensein des Rhesus-Faktors beeinträchtigt. Rh-negatives Blut wird ausschließlich Rh-negativen Patienten übertragen, Rh-positiven Patienten kann Rh-positives oder Rh-negatives Blut übertragen werden.

Tabelle 1.2. Kompatibilität der Blutgruppen			
Blutgruppe des Patienten	Antigen auf der RBZ-Oberfläche	Antikörper im Plasma	Blutgruppe des Spenders
A	A-Antigen	B-Antikörper	A, 0
B	B-Antigen	A-Antikörper	B, 0
AB	A- und B-Antigene	weder A- noch B-Antikörper	A, B, AB, 0
0	weder A- noch B-Antigene	A- und B-Antikörper	0

Weiße Blutkörperchen

Weiße Blutkörperchen bzw. weiße Blutzellen (WBZ), die sogenannten Leukozyten, machen zwei Prozent des Blutes aus und liefern Hinweise auf den Zustand Ihres Immunsystems. Es gibt fünf Arten von Leukozyten, die den Körper vor Bakterien und anderen schädlichen Substanzen schützen.[3] [4] Wie die roten Blutzellen reifen auch sie aus unreifen Stammzellen im Knochenmark heran. Wenn sie in den Blutkreislauf gelangen, überdauern weiße Blutzellen zwischen dreizehn und zwanzig Tagen. Die fünf Typen von weißen Blutkörperchen - neutrophile, eosinophile und basophile Granulozyten, Lymphozyten und Monozyten - erfüllen unterschiedliche Aufgaben im Immunsystem.

Neutrophile Granulozyten

Sie sind mit einem Anteil von ca. 62 Prozent die häufigsten weißen Blutzellen im Körper und reagieren als Erste auf Entzündungen, vor allem, wenn diese von Bakterien verursacht worden sind. Sie richten sich hauptsächlich gegen Bakterien und Pilze.

Eosinophile Granulozyten

Eosinophile machen ungefähr 2,3 Prozent der Leukozyten im Differentialblutbild aus. Sie haben vor allem die Aufgabe, multizelluläre Parasiten und bestimmte Infektionen zu bekämpfen. Einige Eosinophile spielen auch bei der Bekämpfung viraler Infekte eine Rolle. Außerdem tragen sie dazu bei, Mechanismen im Zusammenhang mit Allergien und Asthma zu kontrollieren.

Basophile Granulozyten

Die Basophilen machen nur einen geringen Anteil von weniger als 1 Prozent der Leukozyten aus. Sie sind beteiligt an allergischen Reaktionen und für die Abwehr von Parasiten zuständig. Wie die Neutrophilen besitzen auch sie die Fähigkeit der Phagozytose, d. h. der aktiven Einverleibung bestimmter fremder Eindringlinge, etwa Bakterien.

Basophile produzieren auch Histamin und Serotonin. Beide Stoffe sind Mediatorsubstanzen bei Entzündungen und Verbrennungen, spielen aber auch eine wichtige Rolle bei der Hemmung der Blutgerinnung.

Lymphozyten

Lymphozyten machen ca. 30 Prozent der weißen Blutkörperchen aus. Sie umfassen die B-Zellen, natürliche Killerzellen und T-Zellen. B-Zellen setzen hauptsächlich Antikörper frei und aktivieren die T-Zellen. Natürliche Killerzellen attackieren überwiegend Tumorzellen und von viralen Erregern befallene Zellen. Die T-Zellen wiederum werden in vier Untertypen unterteilt: T-Helferzellen, zytotoxische T-Zellen, Gamma-delta-T-Zellen und regulatorische T-Zellen. T-Helferzellen aktivieren und regulieren T- und B-Zellen. Zytotoxische T-Zellen bekämpfen entartete und viral befallene Zellen. Gamma-delta-T-Zellen bilden eine Brücke zwischen der angeborenen und der adaptiven Immunität.

Die angeborene Immunität beschreibt Abwehrmechanismen, die von Geburt an vorhanden sind, die adaptive oder auch erworbene Immunität bezeichnet die Bildung von Immunstoffen und Verbindungen, z. B. Antikörpern, die sich gegen spezifische fremde Eindringlinge richten. Die regulatorischen T-Zellen tragen dazu bei, den Zustand des Immunsystems nach einer Infektion zu normalisieren, und helfen außerdem, autoimmune Reaktionen zu verhindern.

Monozyten

Monozyten umfassen etwa 5,3 Prozent der WBZ und sind die größten Blutkörperchen innerhalb der Zellgruppe der Leukozyten. Sie wandern vom Blut ins Gewebe und entwickeln sich dort zu Makrophagen, d. h. sie entfernen Zellreste und zerstören Bakterien, andere Erreger und Fremdkörper, Mikroben und Tumorzellen.

Blutplättchen

Blutplättchen, auch Thrombozyten genannt, sind Zytoplasmafragmente (Zytoplasma ist der gesamte lebende Inhalt einer Zelle, der nach außen hin von der Zellmembran abgeschlossen wird, allerdings nicht den Zellkern umfasst). Thrombozyten werden im Knochenmark gebildet. Sie sind winzig - rote Blutzellen sind etwa dreimal so groß - und machen nur einen kleinen Anteil des Blutes aus. Doch trotz ihrer geringen Größe erfüllen sie eine überaus wichtige Aufgabe: Sie tragen dazu bei, dass das Blut gerinnt, wenn ein Blutgefäß verletzt wurde, indem sie sich vernetzen und das Loch verstopfen, solange es nicht zu groß ist.[5]

Der Zustand Ihres Blutes

Ein Cocktail aus Plasma, roten Blutzellen, weißen Blutzellen und Blutplättchen bildet also Ihr Blut. Jede einzelne Komponente übernimmt wichtige Funktionen, die für Ihre Gesundheit und Ihr Wohlbefinden unerlässlich sind. Natürlich können diverse Einflüsse den Zustand Ihres Blutes verändern. Wenn Sie über diese Einflüsse Bescheid wissen, haben Sie die Möglichkeit, Ihren Lebensstil entsprechend zu verändern und so zur Gesundheit Ihres Blutes beizutragen.

Was beeinflusst den Zustand des Blutes?

Nach dem Exkurs in den vielfältigen Mikrokosmos unseres Blutes wollen wir fünf kritische Faktoren, die den Zustand Ihres Blutes beeinflussen, unter die Lupe nehmen: das Gleichgewicht des Säure-Basen-Haushaltes, die Ernährung, körperliche Aktivität, Umwelt und genetische Voraussetzungen.

Gleichgewicht des Säure-Basen-Haushaltes

Die pH-Skala ist ein Maß für den sauren oder alkalischen bzw. basischen Charakter einer Substanz. Die Skala reicht von 0 bis 14. Ein pH-Wert von 7 (reines Wasser) ist der neutrale Mittelwert, ein pH-Wert von weniger als 7 ist sauer, einer oberhalb von 7 ist alkalisch bzw. basisch. Wichtig ist, dass jeder ganze pH-Wert unter 7 zehnmal saurer ist als der nächsthöhere Wert und ein pH-Wert über 7 zehnmal basischer. Liegt der pH-Wert bei 4, ist die Substanz also zehnmal sauerer als bei 5 und 100-mal saurer als bei 6. Das heißt, dass selbst kleine Veränderungen des pH-Wertes signifikant sein können.

Der pH-Wert Ihres Blutes wird von Ihrem Körper strikt kontrolliert (normalerweise liegt er zwischen 7,37 und 7,45), denn er soll weder zu sauer noch zu basisch sein. Ihr Körper stellt dieses Gleichgewicht her, indem er natürliche Substanzen in Ihr Blut abgibt, darunter Kohlensäure, Bikarbonat und Kohlendioxid, also Substanzen, die in Ihrem Körper bereits vorhanden sind.[6 7] Doch in der heutigen Ernährung findet sich viel zu viel tierisches Eiweiß und relativ wenig Obst und Gemüse. Eine solche Ernährungsweise kann zu einem sauren pH-Wert führen.

Wenn Ihr Körper übersäuert ist, können Proteine beschädigt werden, Enzyme (Moleküle, die als biologische Katalysatoren agieren, indem sie chemische Reaktionen in Ihrem Körper beschleunigen) können ihre Fähigkeiten verlieren, und es können auch andere negative Folgen auftreten. Diverse Studien legen z. B. nahe, dass Übersäuerung eine Rolle bei der Entwicklung von Ovarialkarzinomen und anderen Krebsformen spielen kann.[8 9] Andere Studien weisen darauf hin, dass ein saurer pH-Wert zur Entwicklung von Schleimhautverletzungen in der Speiseröhre im Zusammenhang mit der gastroösophagealen Reflux-Krankheit (GERD) beitragen kann. Außerdem wurde aufgezeigt, dass Übersäuerung den Abbau von Knochenmineralstoffen fördert.[10 11 12 13]

Ernährung

Die Qualität der Ernährung wirkt sich entscheidend auf die Gesundheit aller Zellen, Gewebe, Organe und Körpersysteme aus. Ihr Blut bildet keine Ausnahme. Die Produktion roter Blutzellen hängt von der Verfügbarkeit wichtiger Vitamine und Mineralstoffe in Ihrer Ernährung ab. Diese Vitamine und Mineralstoffe umfassen:

- **Kupfer:** Neben Eisen ist das chemische Element Kupfer eine notwendige Komponente für die Bildung roter Blutzellen.
- **Folsäure:** Diese wird zur Bildung roter wie weißer Blutzellen benötigt.
- **Eisen:** Ein chemisches Element und Teil des Hämoglobinproteins, das den Sauerstoff durch den Körper transportiert. Ohne genügend Eisen kommt es zu einer Anämie (umgangs-

sprachlich »Blutarmut«), einem Zustand, der durch unzureichende Produktion roter Blutzellen charakterisiert ist.

- **Vitamin B_{12}:** Es ist maßgeblich an der Bildung roter Blutzellen im Knochenmark beteiligt. Ein Mangel an B_{12} kann u.a. die sogenannte perniziöse Anämie verursachen (auch Morbus Biermer genannt, perniziös bedeutet »schädlich«).
- **Vitamin C:** Dieses Vitamin hilft bei der Resorption von Eisen. Ein Eisenmangel kann u.a. zu mikrozytärer Anämie (eine Sammelbezeichnung für jede Anämie, die sich durch kleine Erythrozyten auszeichnet) führen.

Bestimmte in der Nahrung enthaltene Vitamine (darunter Vitamin C, E und A) dienen auch als Antioxidantien, die dazu beitragen, Ihre Zellen und Ihr kardiovaskuläres System vor freien Radikalen zu schützen. Freie Radikale sind hochgradig reaktiv und schädigen Zellstrukturen einschließlich der DNA. Eine Ernährung, die nicht genügend Obst und Gemüse beinhaltet, liefert Ihnen keinen ausreichenden Schutz durch Antioxidantien. Eine vom United States Department of Agriculture (USDA) veranlasste Studie hat ergeben, dass Amerikaner etwa 50 Prozent weniger Obst und 40 Prozent weniger Gemüse verspeisen, als empfohlen wird[14] (laut BMEL-Ernährungsreport 2016 essen 85 Prozent der deutschen Frauen täglich Obst und Gemüse, aber nur 66 Prozent der Männer). Das USDA hat darauf hingewiesen, dass sich nur rund 10 Prozent der amerikanischen Bevölkerung gesund ernähren.[15 16]

Die Folgen Ihrer Ernährung auf Ihren pH-Wert wirken sich auch indirekt auf Ihr Blut aus. Aus Studien geht hervor, dass wir viel besser beraten wären, uns ernährungstechnisch auf unsere Vorfahren zu besinnen, statt so zu essen, wir wir es uns seit der landwirtschaftlichen Revolution (vor 10.000 Jahren) und der Industrialisierung (vor 200 Jahren) angewöhnt haben.[17]

Ein wesentlicher Unterschied zwischen der Ernährung früherer Kulturen und unserer derzeitigen Ernährung liegt darin, dass wir wesentlich weniger Lebensmittel mit einem hohen Kaliumgehalt zu uns nehmen. Kalium ist in den pflanzlichen Nahrungsmitteln enthalten, die unsere Vorfahren reichlich zu sich nahmen. Unsere derzeitige Ernährung enthält viel zu viel Natriumchlorid (Salz), wobei wir gleichzeitig relativ wenige kaliumreiche pflanzliche Lebensmittel zu uns nehmen. Aus Studien geht hervor, dass das Verhältnis Kalium zu Natrium sich aufgrund unserer modernen Essgewohnheiten von ehemals 10:1 auf 1:3 verändert hat.[18] Der Mangel an Kalium erhöht die Wahrscheinlichkeit eines stärker zum sauren Milieu neigenden Systems, das sich negativ auf unser Blut auswirkt.

Körperliche Aktivität

Körperliche Aktivität wirkt sich stark auf unser Blut und unser kardiovaskuläres System aus. Zweifellos fördert Bewegung einen gesunden Blutkreislauf, den der Körper braucht, um Blut effizient zu transportieren. Nur einer von fünf Amerikanern hält sich an die Empfehlung, mindestens zweieinhalb Stunden pro Woche körperlich aktiv zu sein (30 Minuten Aktivität fünf Tage die Woche).[19] In den USA gehen vermutlich jährlich bis zu 250.000 Todesfälle auf einen Mangel an regelmäßiger körperlicher Aktivität zurück.[20]

Neben vielen anderen Vorteilen, die Bewegung mit sich bringt, zeigen sich spezifisch auf Blut und die kardiovaskuläre Gesundheit bezogen eine Senkung des Blutdrucks, eine Reduzierung von »schlechtem Cholesterin« (Low-Density Lipoprotein, abgekürzt LDL) im Blut, eine Senkung des gesamten Cholesterinspiegels und eine Erhöhung des »guten Cholesterins« (High-Density Lipoprotein, abgekürzt HDL-Cholesterin). Außerdem steigert Bewegung die Fähigkeit des Körpers, Sauerstoff aufzunehmen und zu verwenden (maximale Sauerstoffaufnahme). Wenn sich diese Fähigkeit verbessert, werden Sie Ihre täglichen Übungen auch mit weniger Anstrengung absolvieren. Auch die Fähigkeit Ihrer Blutgefäße, sich als Reaktion auf Sport oder Hormone zu erweitern, wird gestärkt, was damit einhergeht, dass auch die Blutgefäßwände fitter werden.[21]

Umwelt

In ihrem bahnbrechenden, 1963 in der deutschen Übersetzung erschienenen Werk »Stummer Frühling« schreibt Rachel Carson sinngemäß, dass heute jeder Mensch zum ersten Mal in der Geschichte der Welt vom Augenblick der Empfängnis bis zu seinem Tod gefährlichen Chemikalien ausgesetzt ist. Natürlich waren wir immer schon von potenziell schädlichen Substanzen aus Pflanzen und anderen Quellen umgeben, doch Rachel Carson hat völlig recht: Im modernen Leben sind wir alle tagtäglich einer beispiellosen Zahl von Chemikalien ausgesetzt, einschließlich Umweltgiften wie Schwermetallen, Pestiziden, industriellen Produkten und Nebenprodukten, Arzneimitteln, Zusätzen in Kosmetika und anorganischen Chemikalien. Der US-amerikanischen Umweltschutzbehörde (EPA) zufolge wurden 2010 etwa 1,8 Milliarden Kilo toxischer Chemikalien entsorgt oder auf andere Weise in der Umwelt freigesetzt.[22]

Diese toxische Exposition kann sich auf die Gesundheit Ihres Blutes und Ihrer Organe auswirken, unabhängig von Ihrem Beruf, Ihrer Bildung, Ihrem Alter oder Geschlecht.[23] Wer dauerhaft solchen Umweltgiften ausgesetzt ist, muss mit Kopfschmerzen, Müdigkeit, schlechtem Gedächtnis, Entzündungen, Schmerzen oder gastrointestinalen Beschwerden rechnen.[24 25] Umweltgifte können nicht nur die Gesundheit Ihres Blutes beeinträchtigen, diese Toxine wandern auf dem Weg über die Blutbahn durch Ihren ganzen Körper. Manche von ihnen gelangen in Bereiche, wo sie größten Schaden anrichten können.

Genetik

Die Gene, die Sie von Ihren Eltern geerbt haben, können Ihre Gesundheit und auch Ihr Blut entscheidend beeinflussen. Die Genetik befasst sich mit erblichen Merkmalen und der Weitergabe dieser Anlagen an die nächste Generation.

Sicher haben Sie schon mal ein Modell der DNA-Doppelhelix gesehen, die man als genetischen »Bauplan« eines Individuums bezeichnen könnte. Auf bestimmten Abschnitten der DNA werden die Informationen gespeichert, die den Aufbau des Organismus und die Biochemie eines Individuums beeinflussen. Diese Abschnitte heißen Gene. Die Strukturen in den Zellen, die die Gene enthalten, werden als Chromosomen bezeichnet. Der Mensch besitzt je dreiundzwanzig Chromosomenpaare – von jedem Elternteil wird ein Chromosomensatz vererbt. Die Gene liefern Anweisungen zur Bildung der Proteine, aus denen der menschliche Körper besteht. Weist eines oder mehrere der Gene einen Defekt auf, kann dies dazu führen, dass ein beschädigtes Protein entsteht, das wiederum zur Entwicklung einer Krankheit oder einer Fehlentwicklung führen kann. Wenn wir an Vererbung und Blut denken, fallen uns meist als Erstes die Blutgruppen ein (→ Seite 20 ff.). Aber eine Blutgruppe hat keine unmittelbare Auswirkung auf Ihre Gesundheit. Es gibt jedoch bestimmte genetische Blutkrankheiten, die sich auf Ihr Blut und Ihre Gesundheit auswirken können. Über die genetischen Faktoren, die bei der Erkrankung eine Rolle spielen, haben Sie natürlich keine Kontrolle, denn Sie können die Gene, die Sie geerbt haben, nicht verändern. Die gute Nachricht: In manchen Fällen können Sie einen gewissen Einfluss auf die Auswirkungen Ihrer Gene nehmen, was sich auf bestimmte Krankheitsprozesse bezogen positiv bemerkbar machen kann.[26]

Genetische Bluterkrankungen

Genetische Bluterkrankungen umfassen diejenigen Erkrankungen, die vererbt werden und sich auf die normalen Eigenschaften des Blutes auswirken. Solche Krankheiten können leicht, aber auch tödlich verlaufen. Im Folgenden ein kurzer Abriss über die häufigsten erblichen bzw. angeborenen Blutkrankheiten:

- **Hämochromatose:** Auch als Eisenspeicherkrankheit bekannt, ist diese Erkrankung in den meisten Fällen durch einen Gendefekt verursacht. Es kommt dabei zu einer Überladung von Eisen im Körper. Symptome können Leberzirrhose, Diabetes, Vorhofflimmern, Entzündungen in Knochen und Gelenken, Hodenveränderungen, die zu Störungen der Spermiogenese führen, und Hautpigmentierungen umfassen. Therapie der Wahl ist der Aderlass, bis der Eisenspiegel sich wieder normalisiert hat.[27]
- **Hämophilie:** Auch Bluterkrankheit genannt, entsteht durch einen genetisch bedingten Mangel an bestimm-

ten Gerinnungsfaktoren. Patienten bluten nach einer Verletzung länger, Blutergüsse treten vermehrt auf, es kann zu Blutungen in Gelenken oder Muskeln, aber auch im Gehirn kommen.[28]

- **Porphyrien:** Diese Gruppe von meist genetisch bedingten Stoffwechselerkrankungen geht mit einer Störung des Aufbaus von Häm, dem roten Pigment im Hämoglobin, einher. Symptome umfassen Schmerzen im Oberbauch und in der Brust, Erbrechen, Verwirrung, Verstopfung, Fieber und Krampfanfälle.[29]
- **Sichelzellanämie, auch als Sichelzellkrankheit bezeichnet:** Eine erbliche Erkrankung der roten Blutkörperchen, verursacht von abnormem Hämoglobin, das dazu führt, dass sich die roten Blutzellen zu sichelförmigen, klebrigen, harten Gebilden verformen. Typisch für diese Krankheit sind Knochenschmerzen und Organschäden. Symptome: Schmerzattacken, bakterielle Infektionen, Schlaganfall sowie anhaltende Schmerzen bei älteren Patienten.[30]
- **Thalassämie:** Bei dieser Erkrankung sind die roten Blutkörperchen betroffen, bei denen durch einen Gendefekt das Hämoglobin nicht ausreichend gebildet bzw. gesteigert abgebaut wird. Wichtigstes Symptom ist eine schwere Anämie, die zu Müdigkeit, blasser Haut und diversen anderen Symptomen führen kann, obwohl in manchen Varianten dieser Erkrankung auch gar keine Symptome auftreten können.[31]

Abgesehen von diesen erblichen Blutkrankheiten gibt es genetische Einflüsse auf bestimmte Erkrankungen. Ein solches Beispiel ist die Leukämie, auch als Blutkrebs bekannt. Der Begriff steht für eine Gruppe von Krebserkrankungen des blutbildenden Systems. Bei diesen Erkrankungen wird im Knochenmark und anderen blutbildenden Organen eine stark erhöhte Zahl unreifer bzw. entarteter weißer Blutkörperchen produziert. Diese Leukozyten unterdrücken die Produktion normaler Blutzellen und führen zu Anämie und anderen Symptomen. Manche Menschen haben eine genetische Veranlagung für die Entwicklung dieser Erkrankung. Manchmal entwickeln Familienmitglieder die gleiche Form der Leukämie, in anderen Familien können Betroffene auch unterschiedliche Formen der Erkrankung entwickeln.[32]

Epigenetik

Ihre Gene sind nicht nur der Bauplan zur Reproduktion von Zellen. Jeden Tag tragen sie aktiv dazu bei, bestimmte Proteine herzustellen, die diverse Funktionen in Ihrem Körper übernehmen. Darüber hinaus können Nährstoffe und andere natürliche Verbindungen, die Sie aus Ihrer Nahrung gewinnen, die Gen-Expression beeinflussen, genetische Schalter umlegen und die Art und Weise, wie bestimmte Proteine hergestellt werden, verändern. Die Betrachtung der Veränderung der Gen-Expression wird als Epigenetik bezeichnet. Die Epigenetik geht davon aus, dass sich solche Veränderungen wesentlich auf die Gene auswirken, die eine Rolle bei der Förderung oder Verhinderung eines Krankheitsverlaufs spielen.

Da Ihr Blut diese epigenetisch wichtigen Informationen zu Ihren Zellen und also auch zu Ihren Genen befördert, ist die Gesundheit Ihres Blutes, gepaart mit einem effizienten Funktionieren Ihres kardiovaskulären Systems, ungemein wichtig, um sicherzustellen, dass Krankheiten verhindert und nicht gefördert werden.[33]

Die Blutgefäße

Damit wir besser verstehen können, wie das Blut durch den Körper zirkuliert, sollten wir als Erstes die »Kanäle« betrachten, durch die das Blut fließt: die Arterien, Venen und Blutkapillaren.

Arterien sind Blutgefäße, die das Blut vom Herzen weg transportieren und sich in immer kleinere Arterien verzweigen. Mit Ausnahme der Pulmonalarterie, die das sauerstoffarme Blut vom Herzen zu den Lungenflügeln transportiert, und den Nabelarterien, die beim Fötus sauerstoffarmes Blut zur Plazenta führen, transportieren die Arterien sauerstoffreiches Blut und versorgen den Körper damit. Arterien sind dicker als die Venen, da sie näher am Herzen verlaufen und das Blut, das sie aufnehmen, mit einem viel größeren Druck zu ihnen gelangt. Gleichzeitig ist das Lumen (der Hohlraum), durch das das Blut fließt, bei den Arterien enger als bei den Venen, damit der erforderliche Blutdruck hergestellt werden kann. Im Gegensatz zu den Venen haben Arterien auch eine innere Muskelschicht, die Intima, die durch kleinere Kontraktionen dazu beiträgt, das Blut zu transportieren.[34]

Venen sind Blutgefäße, die sauerstoffarmes Blut (dessen Sauerstoff bereits ausgeliefert worden ist) zum Herzen transportieren. Ausnahmen sind hier die Pulmonalvenen, die sauerstoffreiches Blut von der Lunge zum Herzen transportieren, und die Nabelschnur, die sauerstoffreiches Blut von der Plazenta der Schwangeren zum Fötus weiterleitet. Die Venen sind dünner als die Arterien, der Hohlraum in ihnen ist jedoch größer. Ihnen fehlen die Muskelschichten, die die Arterien aufweisen, doch sie sind mit Klappen ausgerüstet, die dafür sorgen, dass das Blut vorwärtstransportiert wird und nicht zurückfließt. Durch die Venen wird auch Zellabfall zur Leber transportiert, wo er abgebaut wird.[35]

Blutkapillaren (Haargefäße) sind die kleinsten Blutgefäße. In manchen dieser Gefäße ist der Durchmesser des Lumens so gering, dass immer nur eine rote Blutzelle hindurchpasst. In den Kapillaren, deren Wände durchlässig (permeabel) sind, findet der Austausch von Sauerstoff, Nährstoffen und Stoffwechselendprodukten zwischen den Geweben und dem Blutkreislauf statt. Toxine und Abfallstoffe gelangen vom Gewebe in die Kapillaren und von dort in die Venen, um schließlich verstoffwechselt und aus dem Körper ausgeschieden zu werden.[36]

Die Pfade des Blutes

Im Mutterleib braucht der Fötus seine Lunge nicht, denn er wird über die Plazenta seiner Mutter mit Sauerstoff versorgt. Gleich nach der Geburt führt der erste Atemzug dazu, dass die Lungenflügel ihre Arbeit aufnehmen und das Blut des Neugeborenen mit Sauerstoff versorgen. Durch den Blutkreislauf fließt das Blut in einer Endlosschleife durch den Körper, doch die Lunge könnte als Ausgangspunkt für diesen Weg betrachtet werden, zumindest beim Neugeborenen. Um sich den Weg, den das Blut nimmt, besser vorstellen zu können, ist es hilfreich, das kardiovaskuläre System in zwei Kreisläufe aufzuteilen: die pulmonale Zirkulation (Lungenkreislauf, auch kleiner Kreislauf) und die systemische Zirkulation (auch Körperkreislauf bzw. großer Kreislauf).

Das Herz hat vier getrennte Kammern. Die zwei größten sind die linke und die rechte Herzkammer (Ventrikel), darüber liegen der linke und der rechte Vorhof. Beim Lungenkreislauf wird das sauerstoffarme Blut, das in die rechte Herzkammer gelangt ist, durch die rechte und die linke Lungenarterie in immer feinere Gefäße bis in die Kapillaren der beiden Lungenflügel geleitet. Dort erfolgt dann der Gasaustausch: Das Blut gibt Kohlenstoffdioxid (CO_2) ab und nimmt Sauerstoff (O_2) auf. Hier sollte nicht versäumt werden, darauf hinzuweisen, dass Rauchen die Lunge von Aktiv- und Passivrauchern schädigen kann. Die Lungenleistung kann abnehmen, und gleichzeitig kann das Risiko, an Lungenkrebs zu erkranken, steigen.[37] Das nun mit Sauerstoff angereicherte Blut fließt durch die Pulmonalvenen zum linken Vorhof des Herzens und wird von dort über die Mitralklappe in die linke Herzkammer gepumpt. Obwohl der Lungenkreislauf auch als kleiner Kreislauf bezeichnet wird, ist er doch ein unentbehrlicher Bestandteil des kardiovaskulären Systems, denn der Körper braucht sauerstoffreiches Blut zum Überleben. Das mit Sauerstoff angereicherte Blut in der linken Herzkammer ist nun bereit für den systemischen bzw. Körperkreislauf. Es fließt vom Herzen weg durch die größte Arterie, die Aorta, in den ganzen Körper bis auf die Lunge. Die Aorta verzweigt sich in immer kleinere Arterien und schließlich in die Kapillaren im Gewebe. In den Kapillaren findet der notwendige Austausch chemischer

Substanzen mit dem Gewebe auf dem zellulären Level statt. Sauerstoff, Glukose und Nährstoffe werden abgeladen, Kohlendioxid und andere Abfallprodukte des Stoffwechsels werden mitgenommen. Durch die Venen fließt das sauerstoffarme Blut zurück zum Herzen, wo der Prozess erneut beginnt. Mit jedem Herzschlag kann man die Fortbewegung des Blutes spüren. Das Herz schlägt etwa 108.000 Mal am Tag bzw. 39 Millionen Mal im Jahr.

Blutfiltration

Der Körperkreislauf umfasst auch die (Leber-)Pfortader, die das Blut und seine Nährstoffe aus dem Magen-Darm-Trakt, der Milz, der Gallenblase und der Bauchspeicheldrüse in die Kapillaren der Leber transportiert, bevor es ins Herz zurückkehrt. Die Leber lenkt jeden Nährstoff zu seinem Bestimmungsort. Manchmal speichert sie auch bestimmte Nährstoffe für zukünftigen Bedarf. Gleichzeitig filtert sie Giftstoffe aus dem Blut. Deshalb hat sie wesentlichen Einfluss auf die Qualität Ihres Blutes und Ihre Gesundheit. In ihrer Rolle als Filterorgan hilft sie dabei, viele schädliche Substanzen im Blut in eine grünbraune Flüssigkeit, die Galle, zu überführen, die schließlich dafür sorgt, dass sie ausgeschieden werden.

Galle wird in der Leber produziert und dient der Fettverdauung. Sie fließt von der Leber in die Gallenblase und von dort in den Verdauungstrakt, um schließlich mit dem Stuhl ausgeschieden zu werden. In einem weiteren Beispiel für den genialen Aufbau des Körpers finden die von der Leber herausgefilterten Abfallprodukte ihren Weg aus dem Organismus auf demselben Weg, der von der Galle genutzt wird. Damit dieser Entgiftungsprozess ordnungsgemäß abläuft, muss die Leber einwandfrei funktionieren.[38] Außerdem fließt das Blut im Körperkreislauf durch die Nieren, in denen es ebenfalls gefiltert wird. Im Harn sind die Stoffe enthalten, die die Nieren herausgefiltert haben. Der Harn gelangt durch den Harnleiter in die Blase und verlässt den Körper durch die Harnröhre. Die Nieren filtern kleinere, wasserlösliche Abfallstoffe aus dem Blut, während die Leber größere, fettlösliche Substanzen herausfiltert.[39]

Zusammenfassung

Im Herz-Kreislauf-System wird das Blut durch den ganzen Körper transportiert. Blut versorgt die Zellen mit Gasen und Nährstoffen und befreit sie von Abfallstoffen. Organe wie Leber und Nieren filtern problematische Substanzen aus dem Blut und sorgen dafür, dass sie aus dem Körper ausgeschieden werden. Die einzelnen Bestandteile des Blutes, die Gefäße und an diesem Kreislauf beteiligten Organe und ihr Zusammenspiel stellen einen wahrhaftig beeindruckenden Mechanismus dar. In den folgenden Kapiteln wollen wir darstellen, dass man umso mehr Kontrolle über sein Wohlbefinden erlangt, je mehr man über diesen unablässigen Fluss des Lebens weiß.

Kapitel 2 – Was uns Blutuntersuchungen verraten

Kein Buch über das Blut wäre vollständig ohne ein Kapitel über Bluttests. Im Folgenden werden wir kurz erläutern, worin sie bestehen und was sie über Ihre Gesundheit aussagen. Das Blut wird untersucht, um auf Grundlage dessen, ob die Substanzen in Ihrem Blut den Normalwerten (→ Buchklappen) entsprechen oder davon abweichen, nach Störungen oder Erkrankungen zu suchen. Kurzum - mit dem Bluttest kann man Ihren Gesundheitsstatus einschätzen und Sie, falls nötig, anregen, etwas an Ihrer Lebens- und Ernährungsweise zu verändern.

Dieses Kapitel ist in sechs Abschnitte gegliedert. In den ersten vier Abschnitten konzentrieren wir uns auf das Blutbild, den Fettstoffwechsel, den allgemeinen Stoffwechsel, die Leberfunktion und das große Blutbild (CBC). Im fünften Abschnitt werfen wir einen Blick auf Hormontests, im sechsten auf zusätzliche Analysen, die zwar nicht routinemäßig stattfinden, jedoch ein vollständigeres Bild über Ihr Wohlbefinden liefern.[1]

Blutfettwerte und die Herzgesundheit

Bei der Untersuchung der Blutfettwerte erhält man eine Aussage über die Gesundheit des Herzens. Vier Arten von Blutfetten werden dabei untersucht: Triglyzeride, Gesamtcholesterin,

HDL- und LDL-Cholesterin. Der Spiegel von Homocystein und C-reaktivem Protein liefert zwei zusätzliche Aussagen zur kardiovaskulären Gesundheit. Diese Untersuchungen beschreiben wir in dem Abschnitt über optionale Tests (→ Seite 64 ff.)

Wie exakt sind Bluttests?

Abhängig von diversen mit Ihrem Lebensstil zusammenhängenden Faktoren kann eine Blutuntersuchung manchmal nicht ganz exakt sein. Solche Faktoren können die Aufnahme bestimmter Nahrungsmittel, der Grad an körperlicher Aktivität, der Konsum von Alkohol und Koffein sowie bestimmte Medikamente sein. Jeder dieser Aspekte Ihres Alltags kann die Ergebnisse Ihres Bluttests beeinflussen. Deshalb sollten Sie unbedingt die Anweisungen Ihres Arztes befolgen, bevor Sie sich Blut abnehmen lassen. Wenn Sie vor der Blutentnahme einen bestimmten Zeitraum nüchtern sein sollen, sollten Sie sich entsprechend verhalten, sonst riskieren Sie, dass Ihr Bluttest Werte aufweist, die falsch-positiv oder falsch-negativ sind.

Triglyzeride

Triglyzeride sind die primäre Form von Fetten oder Lipiden in Ihrem Blut. Sie sind die Energielieferanten für Ihren Körper und der Baustoff für Ihre Zellen. Die Mehrheit der Fette, die Sie zu sich nehmen, ob nun gesunde oder ungesunde, fallen in die Kategorie der Triglyzeride. Ihr Körper braucht eine gewisse Menge an Fett, um gesund zu bleiben, doch ein erhöhter Wert kann zu gesundheitlichen Problemen, etwa einer Herzerkrankung, führen. Wenn Sie unnötig viel essen, verbleiben in Ihrem Körper ungenutzte Kalorien, die der Körper in Triglyzeride verwandelt und in Fettgewebe einlagert. Wenn ein Überschuss an Triglyzeriden durch Ihren Blutkreislauf zirkuliert, was in der Fachsprache als Hypertriglyceridämie bezeichnet wird, erhöht sich das Risiko von Herzerkrankungen, Diabetes, Insulinresistenzen, Stoffwechselerkrankungen und Lebererkrankungen. Überschüssige Triglyzeride stellen deshalb ein Risiko dar, weil sie sich mit Cholesterin verbinden und andere Fettmoleküle bilden, etwa das VLDL-Cholesterin, das zur Bildung von Arterienablagerungen beitragen und Entzündungen fördern kann.

Wenn Sie durch Sport den Energieverbrauch ankurbeln, werden bestimmte Hormone produziert, die die Freisetzung von Triglyzeriden aus Fettgewebe signalisieren können, sodass diese als Energielieferant verwertet werden können, was zur Gewichtsabnahme führt. Obwohl der Fettgehalt der Ernährung eine wichtige Rolle für Ihre Gesundheit spielt, sollten Sie auch bei Lebensmitteln vorsichtig sein, die viel Zucker oder raffinierte Kohlenhydrate enthalten, denn diese werden rasch in Triglyzeride verwandelt und führen oft zur Gewichtszunahme, was zu Herzerkrankungen und anderen Gesundheitsproblemen beiträgt.

Gesamtcholesterin

Cholesterin hat zwar allgemein einen schlechten Ruf, doch es spielt eine wichtige Rolle für Ihre Gesundheit. Dieser Stoff wird in Ihrer Leber produziert und ist für den Aufbau der Körperzellen lebensnotwendig. Außerdem wird er bei der Produktion von Galle für die Fettverdauung gebraucht und ist Ausgangsstoff für die Bildung vieler Hormone, darunter Östrogen, Testosteron und Progesteron, sowie Vitamin D. Zusätzlich zu dem in der Leber gebildeten Cholesterin trägt die Nahrungsaufnahme zu dem in Ihrem Blut vorhandenen Cholesterin bei. Tierische Nahrungsmittel wie Fleisch, Milchprodukte und Eier enthalten Cholesterin.

Die sogenannten Lipoproteine enthalten Cholesterin, Triglyzeride und Protein. Der Cholesterin-Gesamtwert umfasst die Summe von High-Density Lipoproteinen (HDL), Low-Density Lipoproteinen (LDL) und Very-Low-Density Lipoproteinen (VLDL). HDL-Cholesterin wird oft als »gutes« Cholesterin bezeichnet. Es transportiert Cholesterin aus den Arterien in die Leber, wo es ausgeschieden werden kann. LDL-Cholesterin gilt als »schlechtes« Cholesterin, weil es Cholesterin durch den Blutkreislauf transportiert, was zum Risiko verstopfter Arterien beitragen kann. VLDL-Cholesterin enthält die größte Menge an Triglyzeriden, aber da es keinen direkten Weg gibt, dieses Cholesterin zu messen, wird es normalerweise bei Besprechungen Ihrer Blutergebnisse nicht erwähnt.

Die Partikelgröße des Cholesterins spielt eine weitere wichtige Rolle bei seinen Auswirkungen auf Ihren Körper. Größere HDL-Partikel sind nützlicher als kleinere. Analog dazu gilt: Je mehr oxidierte (d. h. geschädigte) LDL-Partikel vorhanden sind, desto wahrscheinlicher ist die Entstehung von Plaques und Atherosklerose, der Verhärtung und Verengung Ihrer Arterien. Menschen, deren Gesamtcholesterin den Normwert (→ Buchklappen) überschreitet, haben ein höheres Risiko einer Herzerkrankung.

LDL-Cholesterin

LDL-Cholesterin transportiert etwa 70 Prozent des Cholesterins in Ihrem Körper durch den Blutkreislauf zu Zellen und Gewebe. Wenn LDL oxidiert, d.h. seine Qualität sich verändert, können sich Reststoffe davon an den Arterienwänden ablagern und es noch schädlicher als reguläres LDL machen. Es trägt zur Verstopfung von Arterien bei und liefert die Grundlage für Herzerkrankungen und periphere arterielle Erkrankungen, der Verengung der periphern Arterien, die vor allem in den Beinen auftritt. Herzinfarkt, Schlaganfall oder Blutgerinnsel können entstehen. Ein hoher LDL-Wert ist zweifellos ein Gesundheitsrisiko. Da die Wissenschaft inzwischen von seiner Gefährlichkeit überzeugt ist, wurde der Normwert für LDL im letzten Jahrzehnt kontinuierlich abgesenkt, weil die Wissenschaftler immer mehr über diese Substanz und die davon ausgehenden gesundheitlichen Risiken erfahren haben.

HDL-Cholesterin

HDL-Cholesterin gilt als »gutes« Cholesterin, weil es »schlechtes« Cholesterin zur Leber transportiert, wo es ausgeschieden werden kann. Demzufolge ist ein erhöhter HDL-Wert sogar erwünscht. HDL arbeitet als »Putzkolonne«. Es spürt das Cholesterin, das die Arterien verstopft, auf und beseitigt es. Die Aufrechterhaltung eines günstigen HDL-Wertes senkt das Risiko der koronaren Herzkrankheit signifikant.

Das Stoffwechselprofil: Blutzucker, Elektrolythaushalt, Nierengesundheit

Bei dieser Untersuchung werden die Regulierung des Blutzuckers, der Elektrolyte und Flüssigkeiten und die Nierenfunktion ausgewertet. Die Biomarker, die bei diesem Blutbild gemessen werden, beinhalten Glukose, Kalzium, Kalium, Natrium, Chlorid, Kohlendioxid, Blut-Harnstoff-Stickstoff (BUN) und Kreatinin (Normwerte → Buchklappen).

Glukose

Glukose ist die wichtigste Energiequelle des Körpers. In der Ernährung vorkommende Kohlenhydrate, einschließlich Zucker und Stärke, werden in drei einfache Zuckerarten aufgeschlüsselt: Fruktose, Galaktose und Glukose. Auch Fruktose und Galaktose können zu Glukose umgewandelt und als Energielieferant genutzt werden. Wenn der Blutzuckerspiegel (Glukosespiegel) steigt, setzt die Bauchspeicheldrüse Insulin frei, ein Hormon, das für den Transport der Glukose aus dem Blut in die Zellen sorgt, wo es als Energielieferant dient. Ein übermäßiger Verzehr von kohlenhydratreicher Nahrung und Zucker kann zu einem Ungleichgewicht des Blutzuckers beitragen. Ein hoher Blutzuckerwert, die sogenannte Hyperglykämie, kann zu einem Diabetes führen, einem Zustand, in dem der Körper Insulin nicht mehr in ausreichender Menge herstellen und auch nicht mehr darauf reagieren kann. Ein niedriger Blutzuckerwert, die sog. Hypoglykämie, also Unterzucker, kann entstehen, wenn zu viel Insulin freigesetzt wird, was zu Angst- und Erregungszuständen,

Schwindelgefühlen, Schweißausbrüchen und Schwäche führen kann. Ein schlecht regulierter Blutzuckerwert ist sogar schon mit der Alzheimer-Erkrankung, der Parkinson-Erkrankung und Autoimmunerkrankungen in Verbindung gebracht worden.

Kalzium

Das Element Kalzium ist der mengenmäßig am stärksten vertretene Mineralstoff im menschlichen Organismus - etwa ein Kilo. Kalzium ist nicht nur für die Gesundheit von Knochen und Zähnen wichtig, es wird auch für die Übertragung von Nervenimpulsen, für die reguläre Funktion vieler Enzyme, die Blutgerinnung und die Energiegewinnung benötigt. Kalzium gehört zu den Elektrolyten, also den Mineralstoffen, die in einer wässrigen Lösung in negativ und positiv geladene Ionen zerfallen. Das ist notwendig für die Muskelkontraktion und die Stabilität von Zellmembranen.

Der Kalziumspiegel wird von Vitamin D, Parathormon PTH, welches den Kalziumspiegel erhöht, und Calcitonin, einem Hormon aus der Schilddrüse, das den Blutwert von Kalzium absenkt, reguliert. Auch der Magnesium- und Phosphorspiegel beeinflussen den Kalziumwert.

Es ist wichtig, ausreichend Kalzium zu sich zu nehmen. Das wird durch kalziumreiche Nahrung gewährleistet. Dazu gehören Milchprodukte, Fisch (z.B. Lachs und Sardinen), grünes Blattgemüse und Sesamsamen. Auch Kalziumpräparate können hilfreich sein. Kalziummangel kann zu Osteoporose führen, einem allmählichen Abbau von Knochenmasse und dem Verlust von Knochendichte.

Kalium

Kalium, ebenfalls ein chemisches Element, das als Elektrolyt fungiert, ist für die Erregbarkeit von Muskel- und Nervenzellen wichtig und trägt zur Aufrechterhaltung des Wachstums von Nerven und Muskeln, zur Herzfunktion und zu einem ausgeglichen pH-Wert bei. Außerdem unterstützt es den Zellstoffwechsel von Kohlenhydraten und Proteinen. Eine ausreichende Zufuhr von Kalium senkt auch den Blutdruck und damit das Risiko eines Schlaganfalls. Wenn der Kaliumspiegel chronisch zu niedrig ist, kann sich die Wahrscheinlichkeit erhöhen, im nächsten Lebensjahrzehnt Diabetes zu entwickeln.

Natrium

Wie Kalzium und Kalium gehört auch Natrium zu den Elektrolyten. Es beeinflusst den Blutdruck, den Herzrhythmus, die Muskelkontraktion und die Weiterleitung von Nervenimpulsen. Gegenwärtig wird in den USA als Ernährungsrichtlinie empfohlen, nicht mehr als 2300 mg Natrium täglich aufzunehmen.[2] (Kochsalz enthält 40 Prozent Natrium, die von der DGE – Deutsche Gesellschaft für Ernährung – empfohlene Menge an Kochsalz beträgt 6 g täglich.) Die durchschnittliche Aufnahme beläuft sich in den USA jedoch auf mehr als 3400 mg täglich, was deutlich über dem empfohlenen Maximalwert liegt.[3] Das ist höchst problematisch, denn mit der steigenden Natriumaufnahme steigt auch der Blutdruck, und fast 68 Millionen US-amerikanische Erwachsene (also jeder Dritte) haben einen zu hohen Blutdruck.[4] Wenn alle Amerikaner der empfohlenen Obergrenze für Natrium folgen würden, würde ein Viertel weniger Personen unter hohem Blutdruck leiden, und es würden jährlich Zehntausende Leben gerettet werden.[5]

Chlorid

Chlorid, ein weiterer Elektrolyt, wird ebenfalls meist in Form von Natriumchlorid (NaCl) verzehrt, besser bekannt als Kochsalz (→ oben). Außerdem spielt Chlorid eine wichtige Rolle im Stoffwechsel und trägt dazu bei, dass das Blutvolumen, der Blutdruck und der Säure-Basen-Haushalt (pH-Wert) stimmen. Überschüssiges Chlorid wird über die Nieren ausgeschieden. Vom Referenzwert abweichende Chloridwerte können auf ein Problem mit den Nieren, Hormonen, dem Säure-Basen-Haushalt oder dem Elektrolytspiegel hinweisen.

Kohlendioxid

Kohlendioxid (CO_2) ist eines der Abfallprodukte der Zellatmung, des Prozesses, durch den Energie im Körper produziert wird. Wenn Glukose, die Kohlenstoff enthält, mithilfe des Sauerstoffs während der Zellatmung aufgespalten wird, entstehen Energie, die der Körper benötigt, aber auch Kohlendioxid und Wasser. Kohlendioxid wird von den roten Blutkörperchen aufgenommen und in Kohlensäure (H_2CO_3) verwandelt. Ein Großteil dieser Kohlensäure wird zu Bikarbonat (HCO_3), was als Alkalipuffer im Blut fungiert und den ausgeglichenen pH-Wert aufrechterhält. Etwa 90 Prozent des Kohlendioxids im Blut nimmt die Form von Bikarbonat an. Wenn Ihr Arzt einen CO_2-Test anordnet, wird sich im Ergebnis die Menge von Bikarbonat in Ihrem Blut spiegeln. Sowohl ein hoher als auch ein niedriger Kohlendioxidspiegel in Ihrem Blut kann auf ein Ungleichgewicht des Säure-Basen- oder Elektrolyt-Haushaltes hinweisen.

Blut-Harnstoff-Stickstoff (BUN)

BUN ist ein Abfallprodukt, das bei der Proteinverarbeitung anfällt. In der Leber werden die Proteine, die Ihre Zellen benötigen, aufgespalten. Dabei entsteht Ammoniak, das Stickstoff enthält. Der Stickstoff in diesem Ammoniak verbindet sich mit anderen Elementen und wird zu Harnstoff. Harnstoff gelangt über das Blut in die Nieren. Dort wird diese Substanz aus dem Blut gefiltert und über den Urin ausgeschieden. Wenn der BUN-Wert von der Norm abweicht, sollte also stets die Nierenfunktion betrachtet werden. Tatsächlich wird der BUN-Wert oft dann bestimmt, wenn eine Nierenfunktionsstörung vermutet wird, aber die Werte können auch auf ein Herz- oder Leberversagen, eine Harnwegsobstruktion oder gastrointestinale Blutungen hinweisen.

Kreatinin

Die Aminosäure Kreatin wird in Leber und Nieren (und der Bauchspeicheldrüse) gebildet und versorgt Muskeln und Gehirngewebe mit Energie. Kreatin wird vor allem in den Muskeln gespeichert, doch bei der Verstoffwechselung wird ein kleiner Anteil in Kreatinin umgewandelt. Dieses Abbauprodukt gelangt aus dem Blut zu den Nieren. Dort wird es herausgefiltert und durch den Urin ausgeschieden. Der Kreatininspiegel im Blut ist ein Maßstab für die Filterleistung der Nieren, vor allem, wenn man diesen Wert zusammen mit den Ergebnissen eines BUN-Testes betrachtet. Männer haben tendenziell einen höheren Kreatininspiegel als Frauen, da Kreatin und Kreatinin mit Muskelmasse zu tun haben. Manche Menschen nehmen Kreatin als Nahrungsergänzungsmittel zu sich, um ihre sportlichen Leistungen zu verbessern. Falls das bei Ihnen der Fall ist, sollten Sie Ihren Arzt darüber informieren, bevor Sie einen Bluttest machen lassen.

BUN/Kreatinin-Verhältnis

Anhand des Blut-Harnstoff-Stickstoffwertes (BUN) und des Kreatinins im Blut kann das Verhältnis BUN und Kreatinin errechnet werden. Dieses Verhältnis liefert ein genaueres Bild über die Nierengesundheit als nur der eine oder der andere Test. Normalerweise wird das Verhältnis allerdings nicht bei Ihren Blutuntersuchungen errechnet, es sei denn, Ihr BUN-Wert oder Ihr Kreatininwert liegt nicht im Referenzbereich. Wenn das Verhältnis hoch oder niedrig ist, kann dies auf eine Nierenstörung oder andere Erkrankungen hinweisen. In diesem Fall wird Ihr Arzt weiterreichende Untersuchungen anordnen, um die Ursache des Problems zu klären.

Glomeruläre Filtrationsrate (GFR) – Kreatinin-Clearance

BUN- und Kreatininwerte sind zwar für die Einschätzung der Nierengesundheit wichtig, doch letztlich reichen sie nicht aus, wenn eine Nierenerkrankung vermutet wird oder sich bereits entwickelt hat. Deshalb ist es wichtig, die Glomeruläre Filtrationsrate zu berechnen. Bei dieser Berechnung spiegelt sich die Menge des Blutes, das Ihre Nieren in einer Minute filtern, was im Allgemeinen mit der Urinausscheidung korreliert. Eine GFR unter einem bestimmten Messwert weist auf eine Nierendysfunktion hin. Die GFR wird Ihr Arzt bei einer chronischen Nierenkrankheit, Diabetes, einer Herzerkrankung, hohem Blutdruck oder einer genetischen Veranlagung für eine chronische Nierenkrankheit (CKD) berechnen. Auch bei häufigen Harnwegsinfektionen oder Harnwegsobstruktionen wird die GFR berechnet.

Die Leberwerte

Um zu erkennen, wie gut die Leber funktioniert, wird der Spiegel bestimmter Proteine gemessen, die in der Leber hergestellt oder weiterverarbeitet werden, darunter Albumin und Globulin sowie einige Leberenzyme.

Gesamteiweiß

Das Gesamteiweiß im Blutserum (Normwert → Buchklappen) setzt sich aus Albumin und Globulin zusammen. Durch Bestimmung der Gesamteiweißwerte können Anhaltspunkte über Störungen des Eiweißstoffwechsels gewonnen werden. Diese Werte tragen zur Diagnose von Nieren-und Lebererkrankungen bei. Außerdem lässt sich auch die Stärke des Immunsystems und die Ursache von Ödemen (Wasseransammlungen, die zu Schwellungen in Knöcheln und anderen Bereichen des Körpers führen) einschätzen.

Albumin

Gebildet wird Albumin vor allem in den Leberzellen. Es sorgt dafür, dass der flüssige Anteil des Blutes in den Blutgefäßen bleibt. Außerdem dient es als Transportprotein für Bilirubin, freie Fettsäuren, Hormone wie Thyroxin und Kortisol, Nährstoffe wie Kalzium und Magnesium und Medikamente im Blutkreislauf. Erhöhte Albuminwerte sind häufig mit Dehydrierung verbunden, andere mögliche Gründe sind zu wenig Magensäure, Entzündungen im Verdauungstrakt, Nieren- oder Lebererkrankungen, bestimmte Medikamente, ein Vitamin-A-Mangel und – selten auftretende – Krampfanfälle in der Schwangerschaft (Eklampsie). Niedrige Albuminwerte können auch durch Ödeme verursacht sein. Sie können ebenfalls auf chronische Mangelernährung hinweisen oder auf einen Eiweißverlust, der durch eine Colitis ulcerosa verursacht wurde.

Globuline

Globuline umfassen Transportproteine, Enzyme, Blutgerinnungsfaktoren und vor allem Antikörper. Die drei wichtigsten Globulingruppen sind Alpha-Globuline, Beta-Globuline und Gamma-Globuline. Alpha- und Beta-Globuline sind überwiegend Transportproteine. Gamma-Globuline umfassen Antikörper bzw. Immunglobuline. Weiße Blutzellen, vor allem die B-Lymphozyten, produzieren Immunglobuline bei Infektionen oder allergischen Reaktionen.

Albumin/Globulin-Quotient (A/G-Quotient)

Das Verhältnis zwischen Albumin und Globulin, der A/G-Quotient, zeigt auf, ob Ihr Gesamteiweißgehalt im Normbereich liegt. Ein hoher A/G-Quotient kann auf einen Mangel an Gamma-Globulinen hinweisen, was auf eine Immunschwäche schließen lässt. Er kann aber auch durch eine Schilddrüsenunterfunktion verursacht sein. Bei Abweichungen des A/G-Quotienten wird Ihr Arzt weitere Untersuchungen einleiten, um die genaue Ursache dafür herauszufinden.

Bilirubin

Bilirubin ist ein gelborange-farbener Stoff, der beim Abbau der roten Blutkörperchen in der Milz entsteht. Es geht in die Gallenflüssigkeit über und wird schließlich über den Darm ausgeschieden. Wenn die Leber geschädigt oder krank ist, kann sie Bilirubin nicht richtig verarbeiten, sodass die Flüssigkeit sich im Blut ansammelt.

Alanin-Aminotransferase (ALAT, ALT)

ALAT ist ein Enzym, das vor allem in der Leber vorkommt, sich aber auch in Nieren, Herz, Skelettmuskeln und anderen Organen findet. Der Wert lässt Rückschlüsse auf Leberschäden ziehen; denn wenn die Leber geschädigt oder erkrankt ist, wird ALAT vermehrt ins Blut ausgeschwemmt, und der Wert dieses Enzymes steigt an.

Alkalische Phosphatase (AP)

Auch die alkalische Phosphatase (AP) ist ein Enzym, das überwiegend in der Leber und den Knochen vorkommt, auch wenn kleinere Mengen in den Nieren und im Darm zu finden sind. Erhöhte AP-Werte dienen als Tumor-Marker und bei der

Diagnostik von Lebererkrankungen. Sie tauchen auch im Zusammenhang mit Knochenverletzungen, Schwangerschaft und bei Knochenwachstum auf.

Aspartat-Aminotransferase (AST)

Wie ALAT und AP ist auch die Aspartat-Aminotransferase (AST) ein Enzym, das vor allem in der Leber zu finden ist, aber auch im Herzen, in den Skelettmuskeln, in Nieren, Gehirn und roten Blutzellen. Wenn eines dieser Gewebe geschädigt ist, wird AST vermehrt ins Blut ausgeschwemmt. Zusammen mit einem erhöhten ALAT-Wert deutet vieles bei einem erhöhten AST-Wert auf eine Schädigung der Leberzellen hin.

Gamma-Glutamyl-Transferase (Gamma-GT)

Das Enzym Gamma-GT kommt in vielen Organen vor, darunter der Leber, den Nieren, der Bauchspeicheldrüse, der Milz und dem Herzen. Ein erhöhter Gamma-GT-Wert kann auf Leberschäden hinweisen, aber um die Ursache der Schädigung zu erkennen, muss der AP-Wert hinzugezogen werden. Wenn sowohl AP als auch Gamma-GT erhöht sind, stellt sich ein Erkrankung der Gallengänge oder eine Lebererkrankung als wahrscheinlich heraus. Ist der AP-Wert erhöht, der Gamma-GT-Wert jedoch nicht, könnte der Arzt eine Knochenerkrankung vermuten. Gamma-GT reagiert aber auch stark auf Alkohol. Ein erhöhter Wert kann unter Umständen auch nur auf Alkoholkonsum zurückgehen.

Das große Blutbild

Im großen Blutbild werden die roten Blutzellen, die weißen Blutzellen, die Blutplättchen und das Hämoglobin bestimmt. Der Wert dieser Biomarker ermöglicht einen Einblick auf Ihre Vitalität und Energie, auf den Zustand Ihres Immunsystems und Ihre kardiovaskuläre Gesundheit (Normwerte → Buchklappen).

Rote Blutzellen (RBZ)

Wie bereits eingangs erörtert, transportieren die roten Blutzellen (RBZ - Erythrozyten bzw. rote Blutkörperchen) Sauerstoff und Kohlendioxid in die Lunge, wo es ausgeatmet wird. RBZ machen 40 bis 45 Prozent des Blutvolumens aus. Ein erhöhter RBZ-Wert kann die Folge eines zu geringen Sauerstoffspiegels sein, kann aber auch entstehen, wenn die Nieren zu viel des Hormons Erythropoetin (EPO) freisetzen, das die RBZ-Bildung und -Reifung im Knochenmark fördert. Auch eine Abnahme von Blutplasma kann zu erhöhten RBZ-Werten führen. Diese Faktoren können durch verschiedene Bedingungen, wie Erkrankungen des Knochenmarks, der Lunge, des Herz-Kreislauf-Systems, Dehydrierung, Nierenkrebs, einen Aufenthalt in großen Höhen und bestimmte Medikamente, ausgelöst werden.

Hämoglobin

Das eisenhaltige Protein in den roten Blutzellen bindet Sauerstoff und ermöglicht so dessen Transport durch den Körper. Außerdem trägt es dazu bei, Kohlendioxid zurück zur Lunge zu transportieren, und spielt eine Rolle bei der Aufrechterhaltung der Form der roten Blutkörperchen. Der Hämoglobin-Wert lässt auf die Anzahl der roten Blutkörperchen schließen, doch die roten Blutkörperchen können dennoch ungleiche Mengen von Hämoglobin enthalten. Ihr RBZ-Wert kann also im Normbereich liegen, doch die Hämoglobinkonzentration in Ihrem Blut kann trotzdem erhöht oder zu niedrig sein. Mit Hämoglobintests kann auch die Schwere von Anämie und Blutgerinnungsstörungen eingeschätzt werden.

Hämatokrit

Der Hämatokrit beschreibt den Anteil der Blutzellen (aller festen Blutbestandteile) im Gesamtblut. Da die roten Blutkörperchen rund 99 Prozent der festen Bestandteile des Blutes ausmachen, ermöglicht er also vor allem einen Rückschluss auf den Anteil der roten Blutkörperchen. Im Hämatokrit-Wert spiegelt sich der Anteil der RBZ in Beziehung zum Anteil anderer Zellen in Ihrem Blut, und ob Sie zu viele oder zu wenige RBZ haben. Dieser Wert ist nötig, um Anämie und andere Bluterkrankungen genauer einschätzen zu können. Außerdem wird Ihr Arzt diesen Test vornehmen, um festzustellen, ob Flüssigkeitsmangel, eine chronische Erkrankung oder möglicherweise eine Tumorerkrankung vorliegt.

Mittleres Zellvolumen (MCV)

Das mittlere Zellvolumen (mean corpuscular volume - MCV) bezieht sich auf die durchschnittliche Größe bzw. das Volumen einer einzigen rote Blutzelle. Wenn der Wert über dem Durchschnitt liegt, spricht man von einer Makrozytose, liegt er unter dem Durchschnitt, von einer Mikrozytose. MCV-Werte werden benötigt, um diverse Formen der Anämie zu diagnostizieren.

Mittleres korpuskuläres Hämoglobin (MCH)

Der MCH-Wert gibt den durchschnittlichen Hämoglobingehalt des einzelnen roten Blutkörperchens an. Mit Hyperchromie wird ein erhöhter MCH-Wert bezeichnet, mit Hypochromie ein zu niedriger MCH-Wert. Bei einer Anämie kann der MCH-Wert dem Arzt helfen, die Form und die Schwere der Erkrankung zu erkennen.

Mittlere korpuskuläre Hämoglobinkonzentration (MCHC)

Obwohl die MCHC- und die MCH-Werte eng miteinander verbunden sind, sind es doch verschiedene Messwerte. Der MCH-Wert steht für die durchschnittliche Menge Hämoglobin in einer einzigen roten Blutzelle, der MCHC-Wert spiegelt die Hämoglobinkonzentration in einer bestimmten Einheit von roten Blutkörperchen. Auch dieser Wert kann zur Diagnose verschiedener Erkrankungen des Blutes oder des blutbildenden Systems beitragen.

Thrombozyten (Blutplättchen)

Obwohl die Blutplättchen die kleinsten Zellen des Blutes sind und nur einen geringen Prozentsatz im Gesamtblutvolumen ausmachen, haben sie eine sehr wichtige Funktion: Sie helfen bei der Blutgerinnung, indem sie sich rund um die Verletzung eines Blutgefäßes verklumpen, wodurch sie das Loch verstopfen, vorausgesetzt, es ist nicht zu groß. Ein erhöhter Thrombozytenwert kann auf eine essenzielle Thrombozythämie hinweisen, eine Erkrankung des Knochenmarks, bei der die Zellen, die für die Bildung von Thrombozyten zuständig sind, diese Zellfragmente im Übermaß produzieren.

Weiße Blutzellen (WBZ)

Wie bereits erwähnt (→ auch Seite 23 ff.), machen die weißen Blutzellen (WBZ, Leukozyten) rund zwei Prozent des Blutes aus und geben Hinweis auf die Gesundheit Ihres Immunsystems. Ein erhöhter WBZ-Wert ist normalerweise Indiz für eine Infektion, er kann aber auch durch Faktoren wie anstrengende körperliche Ertüchtigung oder den Verzehr von zu vielen raffinierten Kohlenhydraten und Zucker, außerdem Allergien, Knochenmarkerkrankungen, Stress, Rauchen, Schilddrüsenerkrankungen oder Gewebeschäden verursacht sein.

Hormone

Da Hormone bei der Fortpflanzung wie auch bei zahlreichen anderen Aspekten Ihrer Gesundheit eine wesentliche Rolle spielen, sollten bestimmte Hormone vor allem bei Erwachsenen regelmäßig überprüft werden, auch wenn sie nicht routinemäßig in einer Blutuntersuchung eingeschlossen sind. Bei diesen Hormonen handelt es sich um DHEA, Östrogen, Progesteron und Testosteron. Männlichen Patienten sollte vielleicht auch ein PSA-Test nahegelegt werden. Außerdem soll man Hormone, die für den Stoffwechsel wichtig sind, darunter die Schilddrüsenhormone und Cortisol (das Stresshormon) kontrollieren lassen.

DHEA

Dehydroepiandrosteron (DHEA) wird zum größten Teil in der Nebennierenrinde gebildet. Man kann es als Vorstufe der Geschlechtshormone Testosteron und Östrogen bezeichnen. Außerdem ist es ein Baustein des Stresshormons Cortisol. Darüber hinaus unterstützt es das Immunsystem, kann die Insulinresistenz senken, den Fettstoffwechsel anregen und als Antioxidans agieren. Im Blut taucht DHEA überwiegend als Dehydroepiandrosteron-Sulfat (DHEAS) auf, denn dort verweilt es länger als freies DHEA. Im Bluttest wird also normalerweise der DHEAS-Wert gemessen. Ein erhöhter Wert kann von Nebennierentumoren, adrenaler Hyperplasie (Vergrößerung der Nebennieren) oder einem polyzystischen Ovarialsyndrom verursacht sein, kann aber auch auf die Einnahme von DHEA-Nahrungsergänzungsmitteln zurückgehen. Falls Sie solche Mittel einnehmen, sollten Sie Ihren Arzt unbedingt darüber informieren.

Östrogen

Östrogen gehört zu den Steroidhormonen, die vor allem bei der sexuellen Entwicklung und Fortpflanzung zum Tragen kommen. Erwachsene Frauen haben vor allem im gebärfähigen Alter normalerweise einen höheren Östrogenspiegel als Männer. Zur Gruppe der Östrogene gehören Estron (E1), Estradiol (E2) und Estriol (E3). Estriol ist normalerweise das schwächste

Östrogen und wird hauptsächlich während der Schwangerschaft in größeren Mengen gebildet. Estradiol ist das wirksamste natürliche Östrogen und im gebärfähigen Alter auch das häufigste Östrogen im Körper einer Frau. Es kommt aber auch im männlichen Körper als Steroidderivat vor. Estron schließlich steigt in der Menopause an und wird dann im Anschluss zum stärksten Östrogen im weiblichen Körper. Die Eierstöcke verlieren ihre Fähigkeit, Estradiol zu produzieren, und die Nebennieren, die Leber und Fettzellen kompensieren dies, indem sie Estron produzieren. Zu viel Estron im Blut kann das Risiko von hormonabhängigen Tumoren, z. B. Brustkrebs, steigern. Übergewichtige Patientinnen haben höhere Estronspiegel, weil sie mehr Fettgewebe haben. Bei Männern bleibt der Östrogenspiegel relativ konstant, bei Frauen schwankt er je nach Lebensalter erheblich - außerdem verändert er sich im Verlauf des Menstruationszyklus.

Progesteron

Progesteron ist vor allem für seine Rolle bei der Empfängnis und der Regulierung des weiblichen Menstruationszyklus bekannt. Es wird in den Eierstöcken, den Nebennieren und der Plazenta von Schwangeren gebildet. Progesteron beeinflusst jedoch nicht nur die Funktion der Geschlechtsorgane, sondern fördert u. a. die Neubildung von Knochensubstanz und hemmt das krankhafte Zellwachstum von Brust- und Uteruszellen. Neuere Forschungen gehen davon aus, dass Progesteron sogar in der Lage ist, geschädigte Zellen zu reparieren und zur natürlichen Entspannung und Schlafbereitschaft beizutragen, indem es auf die GABA-Rezeptoren im Gehirn Einfluss nimmt. Der Progesteronspiegel im weiblichen Körper schwankt je nach Lebensphase. Auch Männer bilden eine kleine Menge dieses Hormons, doch im männlichen Körper spielt es eine wesentlich geringere Rolle als das Testosteron. Synthetische Formen von Progesteron (Progestine) werden in Medikamenten zur Empfängnisverhütung und zur Hormonersatztherapie eingesetzt. Bei Frauen, die das synthetische Hormon einnehmen, ist der natürliche Progesteronspiegel unterdrückt. In solchen Fällen ist ein Bluttest nicht aussagekräftig. Bei Frauen im gebärfähigen Alter wird ein Bluttest normalerweise einundzwanzig Tage nach Einsetzen der Menstruation durchgeführt.

Testosteron

Testosteron kommt im männlichen Körper in einer zehnfach stärkeren Konzentration vor als im weiblichen. Es gilt zwar überwiegend als männliches Sexualhormon, spielt aber bei beiden Geschlechtern auch eine Rolle bei der Gehirnfunktion, der Muskelmasse, der Fettverteilung und dem Energiespiegel. Ein sehr kleiner Prozentsatz kreist frei im Blut, der Rest ist an Eiweiße gebunden.

Im Allgemeinen wird bei einem Bluttest die Kombination der beiden Testosteronformen gemessen, also das Gesamttestosteron. Ein Testosteronmangel kann zu diversen Symptomen führen, darunter Erektionsstörungen, Stimmungsschwankungen, Müdigkeit, Schlafstörungen, hoher Blutdruck, Rückgang von sexuellem Verlangen, reduzierte Muskelmasse, Gelenkschmerzen, Zunahme an Körperfett (vor allem Bauchfett), Verlust von Achsel- oder Schambehaarung, Konzentrationsschwäche und gestörte Blutzuckerwerte.

Prostataspezifisches Antigen (PSA)

Die Prostata, die im männlichen Körper unterhalb der Blase liegt, ist eine kleine Drüse, die die flüssigen Bestandteile von Sperma produziert und freisetzt und dazu beiträgt, das Sperma bei der Ejakulation zu entladen. PSA ist eines der Proteine, die in der Prostata gebildet werden. Obwohl es kein Hormon ist, kann ein erhöhter PSA-Wert ein Hinweis auf Prostatakrebs sein, auch wenn dieser Test mittlerweile umstritten ist, weil er zu unnötigen Folgeuntersuchungen führen kann. Trotzdem raten viele Ärzte männlichen Risikopatienten zu diesem Test.

Normalerweise befindet sich eine kleine Menge PSA im Blut eines Mannes. Im Alter können Prostataprobleme auftauchen, etwa eine Prostatavergrößerung oder Prostatakrebs. In solchen Fällen steigt der PSA-Wert, denn dieses Eiweiß versucht, das Wachstum von Prostatazellen zu unterdrücken. Ärzte vergleichen die Werte von PSA in zwei zeitlich ein halbes bis ein Jahr auseinanderliegenden Tests, um einen Hinweis auf frühe Anzeichen von Prostataproblemen zu finden. Wenn Ihr PSA-Wert in einem solchen Zeitraum sprunghaft ansteigt, wird Ihr Arzt wahrscheinlich weitere Untersuchungen anordnen.

Schilddrüsenhormone

Die Schilddrüse bildet Hormone, die den gesamten Energiestoffwechsel, das Gewicht, die Aktivität von Nerven, Muskeln, Herz, Kreislauf, Magen und Darm, seelisches Wohlbefinden und Sexualität beeinflussen. Ausgelöst wird die Produktion und Freisetzung dieser Hormone durch den in der Hirnanhangsdrüse gebildeten Botenstoff TSH (Thyreotropin). In der Schilddrüse werden die Hormone Trijodthyronin (T3) und Thyroxin (Tetrajodthyronin – T4) gebildet, das in T3 umgewandelt werden kann. Beide Hormone liegen in gebundener inaktiver und in freier aktiver Form im Körper vor. Zusätzlich zu einer Bestimmung des TSH-Wertes kann bei der Bestimmung der Schilddrüsenhormone der Wert vom gesamten T3 und T4 wie auch von freiem T3 und T4 berechnet werden. Der freie Spiegel umfasst die Menge der im Blut zirkulierenden Hormone, die von den Zellen genützt werden können, der Gesamtspiegel umfasst auch die Hormone, die an Proteine gebunden sind. Der Wert des freien T3 und T4 gilt als verlässlicher Hinweis auf Schilddrüsenstörungen als der Gesamtwert. Ein erhöhter Wert der Schilddrüsenhormone weist auf eine Hyperthyreose, also eine Überfunktion der Schilddrüse hin, ein niedriger Wert auf eine Hypothyreose – eine Unterfunktion.

Cortisol

Cortisol ist ein Steroidhormon, das in der Nebennierenrinde gebildet wird. Es erhöht den Blutzucker, unterdrückt das Immunsystem, bekämpft Entzündungen und greift in die Knochenbildung sowie den Fettgewebe- und Eiweißstoffwechsel ein. Häufig wird es als »Stresshormon« bezeichnet, da es in körperlichen wie auch psychischen Stresssituationen zu einem deutlichen Anstieg der Cortisolproduktion kommt. Chronischer Stress kann zur Bildung von zu viel Cortisol führen, was sich in vielen körperlichen Problemen äußern kann. So kann ein erhöhter Cortisolspiegel die Bildung von Nervenzellen im Gehirn blockieren und das Gedächtniszentrum, den Hippocampus, schädigen, der sogar schrumpfen kann, wenn ein erhöhter Cortisolspiegel mit einem niedrigen DHEA-Spiegel einhergeht. Ein erhöhter Cortisolspiegel kann auch die Folge von Nebennierenkrankheiten, Essstörungen, oraler Empfängnisverhütung, körperlichen Aktivitäten, Hypophysentumoren oder Schwangerschaft sein.

Wichtige optionale Untersuchungen

Auch wenn die folgenden Tests normalerweise nicht durchgeführt werden, solange der Patient es nicht verlangt, oder wenn eine normale Blutuntersuchung eine Abweichung aufweist, die eine vertiefte Analyse erfordert, kann die Untersuchung von vier weiteren Substanzen ein kompletteres Bild liefern. Das gilt für die Bereiche Herzgesundheit, Immunsystem, Kalziumaufnahme, Regulierung des Blutzuckers und eine Reihe anderer vitaler Prozesse. Die Maßnahmen umfassen die Werte von Homocystein, C-reaktivem Protein (CRP), Vitamin D und Magnesium.

Homocystein

Homocystein entsteht als Zwischenprodukt bei der Verstoffwechselung einer ganz anderen Aminosäure, Methionin. Da ein erhöhter Homocysteinspiegel negative Auswirkungen auf diverse Bereiche unseres Körpers haben kann, besitzt er einen eingebauten Mechanismus, um Homocystein teilweise wieder in Methionin und andere nicht toxische Aminosäuren zurückzuverwandeln. Doch wenn dieser Prozess aus welchem Grund auch immer gestört ist, sammelt sich Homocystein in Körperflüssigkeiten und Gewebe und stellt eine Gefahr für Ihre Gesundheit dar. Unter anderem gilt es als Risikofaktor für Herz-Kreislauf-Erkrankungen.[6] [7] Deshalb wird Homocystein auch in einer umfassenden Betrachtung des Fettstoffwechsels untersucht, um das kardiovaskuläre Risiko einzuschätzen. Der Laborwert gibt außerdem auch Auskunft darüber, ob Ihr Körper ausreichend mit B-Vitaminen versorgt ist. Ein überhöhter Homocysteinspiegel kann auch zu Depression, Fibromyalgie, Alzheimer oder vaskulärer Demenz führen.[8] [9] [10]

C-reaktives Protein (CRP)

CRP ist ein weiterer Laborwert, der zur Risikobewertung einer Herzerkrankung ermittelt wird. Ein hoher Spiegel weist normalerweise auf eine bakterielle Entzündung hin und kann auch mit einer Herzerkrankung, einem Herzinfarkt und einer peripheren Arterienerkrankung korrelieren.

Vitamin D

Vitamin D ist in jüngster Vergangenheit aufgrund seines gesundheitlichen Nutzens immer wieder im Gespräch gewesen. Es fördert die Herzgesundheit, das Immunsystem, die Kalziumresorption und die Insulinregulierung und kann das Risiko bestimmter Erkrankungen, darunter Bluthochdruck, Osteoporose, einige Autoimmunerkrankungen und sogar bestimmte Krebsformen, mindern. Obwohl immer mehr Ärzte ihren Patienten diesen Test empfehlen, wird Vitamin D normalerweise nur gemessen, wenn ein hoher Kalziumspiegel vorliegt oder wenn der Patient unter einer Erkrankung leidet, die zu einem Absinken des Vitamin-D-Spiegels führen kann.

Magnesium

Magnesium ist ein wichtiger Mineralstoff, der ähnlich wie Vitamin D bei vielen körperlichen Funktionen eine Rolle spielt. Leider nehmen die meisten US-Amerikaner Magnesium nicht in ausreichenden Mengen zu sich, da die übliche Ernährung in den USA mit raffiniertem Zucker und gesättigten Fettsäuren überladen ist - Substanzen, die zu erhöhtem Magnesiumbedarf führen. Wenn Sie Ihren Magnesiumspiegel im Auge behalten und dafür sorgen, dass der Wert stimmt, kann dies dazu beitragen, dass Stoffwechsel, Knochenbildung und Blutzuckerregulierung sowie etliche andere grundlegende physiologische Prozesse unbeschadet ablaufen.

Zusammenfassung

Obwohl Sie nach wie vor einen Arzt benötigen, der den Bluttest vornimmt und die Ergebnisse richtig interpretiert, hat dieses Kapitel Ihnen hoffentlich wertvolle Einsichten in die diversen Komponenten, aus denen ein Bluttest normalerweise besteht, geliefert. Außerdem haben wir Ihnen noch ein paar nützliche Informationen zu Blutwerten, die normalerweise nicht gemessen werden, jedoch dazu beitragen können, Ihren Gesundheitsstatus klarer einzuschätzen, an die Hand gegeben. Blutuntersuchungen sind eine ausgezeichnete Möglichkeit, um herauszufinden, ob Sie mit Ihrer Ernährung, Ihrem Lebensstil und Ihren Medikamenten (falls Sie welche nehmen) gut fahren.

Kapitel 3 – Wie der Körper das Blut reinigt

Wie bereits anfangs erwähnt, sind wir infolge unseres modernen Lebens vielen schädlichen Substanzen ausgesetzt - darunter Schwermetalle, Pestizide, industrielle Stoffe und Nebenprodukte, Medikamente und kosmetische Zusatzstoffe. Toxine, die nicht im menschlichen Organismus produziert werden, werden als externe oder exogene Toxine bezeichnet, Stoffe, die im menschlichen Körper produziert werden und sich in gefährlichen Mengen ansammeln können, sind interne oder endogene Toxine. Im folgenden Kapitel erörtern wir beide dieser Gruppen und erklären die Prozesse, mit denen der Körper versucht, sich dieser Stoffe zu entledigen.

Externe Toxine

Wir haben diese Toxine in zwei Gruppen aufgeteilt: Schwermetalle und andere chemische Giftstoffe. Im Folgenden beschreiben wir diese Substanzen, weisen auf die häufigsten Quellen in Ihrer täglichen Umgebung hin und zeigen die Wege auf, mit denen der Organismus sich in der Reaktion auf den Kontakt entgiftet.

Schwermetalle

Schwermetalle sind mineralische Elemente mit einem relativ hohen Atomgewicht. Diese Tatsache ist allerdings vor allem für Chemiker bedeutsam. Für unsere Gesundheit ist relevanter, dass Schwermetalle normalerweise im Gegensatz zu anderen Mineralstoffen wie Kalzium oder Zink keinen Nährwert besitzen. Im Gegenteil - Schwermetalle können Ihre Gesundheit schädigen, wenn sie sich in Ihrem Körper ansammeln, sind aber leider weitverbreitet. Sie kommen auf landwirtschaftlichen Nutzflächen vor, in der Luft und als Nebenprodukte in der verarbeitenden Industrie. Wie bei den meisten Toxinen ist unser Körper zwar imstande, kleinere Mengen Schwermetall zu verarbeiten und auszuscheiden, doch größere Mengen dieser Substanzen kann er nur schwer in einer adäquaten Zeit loswerden. In unserer modernen Umwelt gehören Blei, Quecksilber, Kadmium, Arsen, Nickel und Aluminium zu den am häufigsten vorkommenenden Stoffen. Diese Schwermetalle können sich im Gehirn und in den Nieren, aber auch im Immunsystem sammeln und deren normale Funktion schwer beeinträchtigen.[1 2 3 4 5]

Abgesehen von ihrem Vorkommen in industrieller Umgebung tauchen Schwermetalle auch in Ihrem häuslichen Umfeld auf: der Lötzinn an Kupferrohren, Pestizidsprays und Kochutensilien können Blei enthalten; im Zigarettenrauch lassen sich Kadmium und Blei nachweisen; in Fisch, Latexfarben und Kosmetikprodukten kann sich eine besorgniserregende Menge Quecksilber befinden. Säureblocker und einige Arten von Kochtöpfen weisen oft eine gewisse Menge Aluminium auf.[6]

Mögliche frühe Symptome einer Schwermetallvergiftung umfassen Kopfschmerzen, Müdigkeit, Muskelschmerzen, Verdauungsstörungen, Tremor und Verstopfung, Anämie, Blässe und Koordinationsstörungen. Selbst bei einer geringen Ansammlung von Schwermetallen in Ihrem Körper kann es zu einer Beeinträchtigung des Denkvermögens und zu Konzentrationsstörungen kommen. Diese Symptome werden immer gravierender, je stärker Ihr Körper mit Schwermetallen belastet ist.[7]

Andere chemische Toxine

Vereinfacht kann man sagen, dass andere chemische Schadstoffe all jene externen Toxine umfassen, die keine Schwermetalle sind. Das sind Chemikalien, die in der verarbeitenden Industrie, dem Ackerbau und anderen Industriezweigen verwendet werden oder als Nebenprodukt entstehen. Solche Schadstoffe können durch Lebensmittel oder auch durch Kosmetikprodukte über die Haut in Ihren Körper gelangen, sie können freiwillig – z. B. durch Rauchen – oder unfreiwillig, wenn es sich um Schadstoffe in der Luft handelt, eingeatmet werden. Sie können aber auch in Form von bestimmten Pharmazeutika (legalen wie illegalen) geschluckt oder injiziert werden.

Es gibt schlichtweg zu viele chemische Giftstoffe in der Umwelt, um sie in diesem Kapitel adäquat zu behandeln. Wir haben uns deshalb auf die diversen Formen konzentriert, mit denen die Leber zu tun hat. Dabei handelt es sich um folgende Subkategorien: Lösungsmittel (Reinigungssubstanzen, Formaldehyd, Steinkohlenteeröl, Benzol), Drogen, Alkohol, Pestizide (Chlordan, Organophosphate), Herbizide, Lebensmittelzusatzstoffe (künstliche Farbstoffe, Geschmacksstoffe und Konservierungsmittel) wie auch PCBs (polychlorierte Biphenyle) und Phthalate (aus Plastik). Wenn man bestimmten Substanzen ausgesetzt ist, kann dies zahlreiche Symptome verursachen. Die häufigsten psychischen und neurologischen Symptome umfassen Depressionen, Kopfschmerzen, geistige Verwirrung und Erkrankungen wie Demenz, Parästhesie, anormale Nervenreflexe und andere Symptome, die mit einer beeinträchtigten Funktion des Nervensystems einhergehen, darunter Muskelschwäche. Es kann auch zu Allergien in den Atemwegen und erhöhtem Aufkommen vieler Krebsarten kommen.[8 9 10 11 12 13 14]

Interne Toxine

In der natürlichen Folge eines normalen Stoffwechsels entstehen im Körper Substanzen, darunter bestimmte mikrobielle Stoffe und Abbauprodukte des Proteinstoffwechsels, die gesundheitsschädlich werden können, wenn sie sich im Körper ansammeln. Auch wenn dies bereits mehrmals festgestellt wurde, wollen wir noch einmal darauf hinweisen, dass der Körper so konstruiert ist, dass er diese internen Toxine verarbeiten kann. Gibt es jedoch zu viele davon, wird es schwierig, sie abzubauen, und daraus können viele Probleme entstehen.

Mikrobielle Verbindungen

Bestimmt haben Sie schon mal von den probiotischen Bakterien gehört, die Ihren Darm besiedeln. Das sind »freundliche« Bakterien, die in Joghurt und bestimmten Nahrungsergänzungsmitteln vorkommen. Sie leisten einen wichtigen Beitrag für Ihre Gesundheit. So tragen sie zur Verstoffwechselung bestimmter Nahrungsmittel bei, fördern Immunreaktionen und spielen sogar eine Rolle bei der Produktion bestimmter Neurotransmitter, z.B. Serotonin, das die geistige Gesundheit fördert. Außerdem gibt es bestimmte Hefen, die ebenfalls im Darm vorkommen, darunter Candida albicans. Welche Bedeutung diese für die Gesundheit haben, ist nicht ganz klar, doch es scheint ein gewisses Gleichgewicht zwischen ihnen und den probiotischen Bakterien zu bestehen.

Diese mikrobiellen Organismen stehen in einer symbiotischen Beziehung zum Körper und unterstützen ihn bei wichtigen Funktionen im Austausch für ein Milieu (im Darm) und Nährstoffen, mit denen sie florieren können. Wie jeder andere Organismus haben allerdings auch sie einen Stoffwechselprozess, bei dem Abfallprodukte und Zellabfall entstehen. Beispiele dieser mikrobiellen Abfallstoffe sind Endotoxine (Toxine, die sich in bestimmten bakteriellen Zellen befinden und freigesetzt werden, wenn diese Zellen gestört werden), Exotoxine (Toxine, die von bakteriellen Zellen abgesondert werden), toxische Amine (toxische Derivate von Ammoniak), toxische Derivate der Gallenflüssigkeit und verschiedene Karzinogene, also Krebs verursachende Substanzen. Leider gelangen diese Substanzen in den Blutstrom und können zu erheblichen Störungen der körperlichen Funktionen führen.

Im Darm entstehende mikrobielle Verbindungen sind mit vielen Krankheiten in Verbindung gebracht worden, darunter mit Leberleiden, Morbus Crohn, Colitis ulcerosa, Schilddrüsenerkrankungen, Psoriasis, Lupus erythemathodes, Pankreatitis, Allergien, Asthma und etlichen Immunstörungen. Gegen die mikrobiellen Verbindungen bilden sich Antikörper, die dann mit dem körpereigenen Gewebe in unerwünschter Weise reagieren können. Diese Reaktion kann zur Entwicklung von Autoimmunkrankheiten wie rheumatischer Arthritis, Myasthenia gravis, Diabetes, perniziöser Anämie und Autoimmunthyreopathie führen. Das Immunsystem und die Leber sind dafür zuständig, die toxischen Substanzen zu verarbeiten, die aus dem Darm aufgenommen werden.[15]

Abbauprodukte aus dem Eiweißstoffwechsel

Proteine aus der Nahrung wie auch diverse Proteine im Körper werden letztlich aufgespalten und verstoffwechselt. Dies geschieht im Rahmen der Verdauung (dank der Salzsäure im Magen und der Enzyme im Darm), wobei komplexe Proteine in Aminosäuren aufgeschlüsselt werden, und im Rahmen des Zellstoffwechsels, der Aminosäuren verarbeitet, woraus Endprodukte oder Abfallstoffe des Proteinstoffwechsels entstehen, darunter Ammoniak und Harnstoff. Wenn der Körper bereits mit einer großen Menge anderer Toxine aus anderen Quellen fertigwerden muss oder wenn er aufgrund schlechter Ernährung, Krankheit oder anderer mit dem Lebensstil zusammenhängender Faktoren nicht auf der Höhe ist, werden diese Abfallprodukte nicht so effizient weiterverarbeitet und ausgeschieden, wie sie sollten. Meist werden Ammoniak und andere Abfallprodukte des Proteinstoffwechsels über die Nieren ausgeschieden. Ist dies nicht der Fall, sammeln sie sich im Körper an und können zu erheblichen gesundheitlichen Problemen führen. Ein erhöhter Ammoniakspiegel vermag Muskelschwäche, Müdigkeit oder andere Symptome, die durch Leber- oder Nierenschäden hervorgerufen werden, zu verursachen. Zu viel Ammoniak im Blut kann außerdem das Gehirn schädigen und Symptome wie Verwirrung und Bewusstseinstrübungen hervorrufen.

Wie der Körper interne und externe Giftstoffe beseitigt

Es mag entmutigend klingen, wenn man von den zahllosen und scheinbar unvermeidlichen Schadstoffquellen erfährt und davon, wie diese Substanzen den Körper schädigen können. Es mag auch frustrierend sein zu hören, dass im Stoffwechsel auch ganz natürliche Nebenprodukte und Abfallstoffe anfallen, die schädlich sein können. Doch es gibt auch eine gute Nachricht: Zum Glück verfügt der Körper über Entgiftungsmechanismen, die es ihm ermöglichen, sich sowohl der exogenen als auch der endogenen Toxine zu entledigen. Im Wesentlichen werden diese störenden Stoffe entweder eliminiert, indem sie neutralisiert werden oder indem sie via Urin oder Stuhl aus dem Körper ausgeschieden werden. Auch über die Schleimhaut, die Lunge und die Haut können diese Substanzen ausgeschieden werden, allerdings nur in einem erheblich geringeren Maße.

Wenn der Organismus nicht imstande ist, Toxine effizient auszuscheiden, diese Stoffe also im Körper verbleiben, werden sie oft in Fettgewebe oder Knochen eingelagert. Die wichtigsten Entgiftungsorgane sind Leber, Darm, Nieren und Haut. Die Aufgaben von Haut und Nieren sind im Vergleich zum Entgiftungsmechanismus der Leber und des Darms relativ einfach. Über die Haut werden bestimmte Toxine wie etwa DDT und in begrenztem Maß auch Schwermetalle, z.B. Blei und Quecksilber, durch den Schweiß ausgeleitet. Die Nieren scheiden über den Urin viele andere Toxine aus, doch die meisten fettlöslichen Toxine müssen erst durch die Leber in wasserlösliche Stoffe umgewandelt werden, bevor sie über den Urin ausgeschieden werden können. Fettlösliche Toxine sind, wie der Name schon sagt,

Toxine, die in Fett aufgelöst werden können. Sie werden mit dem Fett absorbiert und im Fettgewebe des Körpers gelagert. Wasserlösliche Toxine sind solche, die in Wasser aufgelöst werden. Deshalb gelangen sie nicht ins Fettgewebe und können problemlos ausgeschieden werden.

Die komplexe Arbeit der Entgiftung findet vor allem in der Leber und auch im Darm statt.[16] Darauf werden wir im folgenden Abschnitt eingehen. Im restlichen Kapitel werden wir den Prozess erläutern.

Entgiftung durch die Leber

Wasserlösliche Toxine wie Blei können unverändert in den Körper gelangen und im Stuhlgang, Schweiß oder Urin ausgeschieden werden. Fettlösliche Toxine wie Trichlorethen (eine Art von Chloroform, in der Industrie als Lösungsmittel genutzt) können erst ausgeschieden werden, wenn sie in der Leber in eine wasserlösliche Form umgewandelt worden sind. Man spricht hier von Biotransformation (Entgiftung). Leberzellen verfügen über einen ausgeklügelten Mechanismus, um potenziell toxische Substanzen internen wie externen Ursprungs aufzubrechen. Jedes Medikament, jeder chemische Stoff, Pestizide und auch Hormone werden in der Leber in zwei Entgiftungsphasen aufgeschlüsselt, der Phase I und der Phase II.[17] [18] [19]

Phase I

Wie bereits erwähnt, kann der Körper sich wasserlöslicher Toxine relativ leicht entledigen. Fettlösliche Toxine erfordern einen größeren Aufwand, denn sie müssen erst in eine wasserlösliche Form umgewandelt werden, bevor der Körper sie ausscheiden kann. Diese Umwandlung findet in der Phase I des Entgiftungsprozesses statt. Dabei kommen bestimmte Enzyme ins Spiel, die Cytochrom-P450-Enzyme. Diese Leberenzyme verändern die Struktur der fettlöslichen Toxine, damit eine weitere Substanz sich daran binden kann, was in der Phase II stattfindet. Manche Toxine haben bereits die passende Struktur, um die Phase I zu überspringen und direkt in die Phase II zu gelangen, doch dies ist bei den meisten schädlichen Substanzen nicht der Fall. Leider entstehen in der Phase I freie Radikale, sodass in diesem Stadium ein größeres Potenzial für Zellschädigungen vorliegt.[20 21]

Phase II

Bei dieser auch als Konjugationsreaktion bezeichneten Biotransformation werden sowohl körpereigene als auch von außen zugeführte wasserlösliche Substanzen mit Toxinen verbunden. Daraus entsteht eine konjugierte Substanz. Durch die Verbindung werden die toxischen Moleküle wasserlöslich, sie sind weniger schädlich und leichter auszuscheiden.

In der Phase II werden fettlösliche Toxine, die dank der Phase I strukturell verändert wurden, mit Molekülen wie Glucuronsäure, Sulfaten oder Glutathion verbunden. Diese Stoffe werden im Körper produziert, können jedoch auch aus Nahrungsmitteln stammen. Jetzt können die umgewandelten Toxine ausgeschieden werden. Große Moleküle können über die Gallenflüssigkeit ausgeschieden werden. Wie bereits beschrieben, gelangen die konjugierten Toxine in der Leber in die zur Unterstützung der Fettverdauung produzierte Flüssigkeit und von dort in die Gallenblase und in den Darm, wo sie über den Stuhl ausgeschieden werden können. Kleinere Moleküle können über den Urin ausgeschieden werden.[22 23]

Je nach Typus werden Toxine auf einem von sechs möglichen Wegen in der Phase II weiterverarbeitet. Jeder Weg leitet sich von der Substanz ab, an die das Toxin sich bindet, nachdem es Phase I durchlaufen hat. Im Folgenden die sechs Wege der Phase II:[24] [25] [26] [27] [28]

1. Konjugation mit Acetylresten (Acetylierung): Eine Konjugation mit Acetyl-CoA (ein Derivat der Pantothen-Säure, auch als Vitamin B_5 bekannt) ist der wichtigste Weg, mit dem der Körper Sulfonamide (Antibiotika), aber zum Beispiel auch Koffein abbaut. Dieses System scheint genetischen Variationen zu unterliegen. Wer eine schlechte Acetylierung hat, ist Sulfonamiden und anderen Antibiotika gegenüber weit empfänglicher.

2. Konjugation mit Aminosäuren: Mehrere Aminosäuren, darunter Glycin, Taurin und Glutamin, verbinden sich bei diesem Entgiftungsweg mit Substanzen wie Benzoesäure (Konservierungsstoff) und neutralisieren diese Toxine. Glycin kommt in Aminosäurekonjugation am häufigsten zum Tragen. Leider scheint diese Konjugation bei Patienten, die von Hepatitis oder einem sonstigen Leberleiden, einer Krebserkrankung, chronischer Arthritis, Schilddrüsenunterfunktion oder Schwangerschaftsvergiftung betroffen sind oder sehr viele Medikamente einnehmen müssen, nicht sehr gut zu funktionieren. Im Körper eines Leberpatienten z. B. wird Benzoesäure nur halb so gut entgiftet wie bei einem gesunden Erwachsenen.

3. Konjugation mit Glucuronsäure: Hier verbindet sich Glucuronsäure, die zum Beispiel in Äpfeln oder Grapefruit vorkommt, mit einem Toxin. Viele häufig verschriebene Medikamente, darunter Morphine, Lorazepam und Codein werden auf diesem Weg entgiftet. Auch bei der Entgiftung von Aspirin, Menthol, Vanillin (synthetische Vanille) und Lebensmittelzusätzen wie Benzoaten und einigen Hormonen spielt diese Säure eine Rolle.

4. Konjugation mit Glutathion: Wenn sich Glutathion, ein Tripeptid, das aus den drei Aminosäuren Glutaminsäure, Cystein und Glycin gebildet wird, mit den jeweiligen Toxinen verbindet, kann die daraus entstehende wasserlösliche Substanz über den Urin ausgeschieden werden. Die Ausscheidung von Schwermetallen wie Quecksilber und Blei hängt davon ab, ob der Körper ausreichende Mengen Glutathion zur Verfügung stellen kann.

5. Konjugation mit einer Methylgruppe (Methylierung): Methylgruppen sind Substanzen, die in Vitamin B_{12} und Folsäure (Vitamin B_9) sowie in Nahrungsmitteln, die diese Vitamine enthalten, vorkommen. Fisch, Fleisch, Milch und Eier enthalten Vitamin B_{12}, Blattgemüse, Zitrusfrüchte und Erdbeeren enthalten Folsäure. Methylierung hilft bei der Entgiftung von Schwermetallen wie Quecksilber und Arsen, aber auch der von bestimmten Hormonen, darunter Epinephrin (Adrenalin).

6. Konjugation mit Sulfatgruppen (Sulfatierung): Schwefelhaltige Substanzen kommen in Lebensmitteln wie Knoblauch, Zwiebeln und Brokkoli sowie in der organischen Schwefelverbindung Methylsulfonylmethan (MSM) vor, die als Nahrungsergänzungsmittel angeboten wird. Dieser Weg ist wichtig bei der Entgiftung mehrerer Arten von Medikamenten, Lebensmittelzusätzen und vor allem Toxinen aus Darmbakterien. Außerdem spielt die Sulfatierung bei der Regulierung bestimmter

Hormone, etwa der Schilddrüsenhormone und der Steroide, eine Rolle. Darüber hinaus ist dieser Weg die wichtigste Route für die Eliminierung von Neurotransmittern, auch bekannt als chemische Botenstoffe, z. B. Serotonin, das wichtige Signale im Nervensystem weiterleitet, die mit der Gemütslage und Appetitkontrolle zu tun haben. Eine Störung der Sulfatierung kann also zur Entwicklung von Störungen im Nervensystem, darunter auch Anfällen, beitragen.

Entgiftung durch den Darm

Obwohl der Dünndarm der Ort ist, an dem die meisten Nährstoffe vom Körper aufgenommen werden, ist er auch der Ort, in den die größte Menge an Toxinen gelangt, mit denen der Körper zu tun hat. Es ist also kein Wunder, dass es im Entgiftungsprozess eine weitere Phase, die **Phase III**, gibt, die sich vor allem im Dünndarm abspielt. Diese Phase wird als Antiporter-Aktivität bezeichnet.[29]

Der Begriff »Antiporter« scheint eine Aktivität gegen den Transport von Toxinen nahezulegen, doch das ist keineswegs der Fall. Er bedeutet vielmehr, dass in dieser Phase der Transport von Toxinen in andere Bereiche zurückgeleitet wird. Toxinen wird nicht ermöglicht, durch die Darmauskleidung zurück in die Blutbahn zu gelangen, sie werden von ihr weg zurück in den extrazellulären Raum des Darms geleitet, wo sie letztlich ausgeschieden werden.[30] Die Antiporter-Aktivität geht auf bestimmte Proteine zurück. Das bekannteste ist das P-Glykoprotein.

P-Glykoprotein findet sich in der gesamten Darmauskleidung, aber auch in den Leberzellen, wo es Schadstoffe in den Gallengang pumpt, der sie zur Ausscheidung in den Darm weiterleitet. Auch in den Zellen der Nierentubuli findet sich P-Glykoprotein. Dort leitet es Schadstoffe in den Harnleiter, damit sie durch den Urin ausgeschieden werden können. In den Kapillaren, aus denen die schützende Blut-Hirn-Schranke besteht, die Toxine daran hindert, ins Gehirn zu gelangen, und in der Blut-Hoden-Schranke, die Toxine von den Hoden fernhält, findet sich ebenfalls P-Glykoprotein.[31] Da das Antiporter-System für den Transport fettlöslicher Schadstoffe aus der Leber nach der in der Phase II stattfindenden Konjugation zuständig ist, wird es als Phase III der Entgiftung bezeichnet.

Funktionsstörungen in der Phase III

Funktionsstörungen können bei einer Entzündung auftreten, vor allem, wenn sie den Darm betrifft. Gründe für solche Entzündungen können eine Darmkrankheit sein, aber auch etwas ganz Simples wie der Verzehr von zu vielen raffinierten Kohlenhydraten oder Pflanzenölen. Beides ist mit erhöhten Entzündungswerten in Verbindung gebracht worden. Wenn die Phase III blockiert ist, behindert das die Tätigkeit der Enzyme in der Phase II. Das kann zu einer Akkumulation von Toxinen im Körper führen. Diese Akkumulation kann zu oxidativem Stress führen, der die Fähigkeit des Körpers, sich zu entgiften, weiter beeinträchtigen kann.[32]

Entgiftung: Wegweiser

In der folgenden Tabelle sind die verschiedenen Organe, die bei der Entgiftung eine Rolle spielen, die Methoden der Entgiftung und Beispiele von Schadstoffen, die durch diese Organe aus dem Körper ausgeleitet werden, aufgeführt.[33]

Tabelle 3.1. Entgiftungswegweiser

Organ	Entgiftungsmethode	Beispiele für eliminierte Toxine
Haut	Ausleitung durch Schweiß	DDT
		Schwermetalle
Leber	Filtern des Blutes	Bakterien
		Bakterielle Produkte
	Gallenflüssigkeit	Cholesterin
		Hämoglobin Abbauprodukte
	Phase I Entgiftung	verschreibungspflichtige Medikamente
		rezeptfreie Medikamente
		Koffein
		Hormone
		Karzinogene von gegrilltem Fleisch
		Einige Färbemittel
		Tetrachlorkohlenstoff
		Insektizide
	Phase II Entgiftung *Glutathion-Konjugation*	Paracetamol
		Nikotin
		Insektizide
	Phase II Entgiftung *Aminosäuren-Konjugation*	Benzoesäure (Konservierungsstoff)
		Aspirin
	Phase II Entgiftung *Methylierung*	Dopamin (Neurotransmitter)
		Epinephrin (Hormon)
	Phase II Entgiftung *Sulfatierung*	Östrogen
		einige Färbemittel
		Kumarin
		Paracetamol
	Phase II Entgiftung *Acetylierung*	Sulfonamide
	Phase II Entgiftung *Glucoronidierung*	Paracetamol
		Morphin
		Diazepam (Beruhigungsmittel)

Organ	Entgiftungsmethode	Beispiele für eliminierte Toxine
Darm	Entgiftung über Schleimhäute	Toxine aus Darmbakterien
	Ausscheidung über Stuhlgang	Toxine, die in der Galle ausgeschieden werden, einschließlich der meisten Toxine der Phase II, nachdem sie durch die Leber bearbeitet wurden (Benzoesäuren, Kumarin)
Nieren	Ausscheidung über Urin	Paracetamol
		Nikotin

Aus dieser Tabelle geht auch hervor, dass Haut und Nieren eine untergeordnete Rolle spielen, die Leber und der Darm hingegen die Hauptaufgaben der Entgiftung übernehmen.

Zusammenfassung

Es gibt viele körpereigene und körperfremde Giftstoffe, denen unser Organismus regelmäßig ausgesetzt ist, darunter Schwermetalle und andere chemische Schadstoffe wie auch mikrobielle Substanzen und Abbauprodukte des Proteinstoffwechsels. Eine Akkumulation dieser Substanzen kann zu diversen gesundheitlichen Beeinträchtigungen führen (→ Kapitel 5). Zum Glück verfügt der Körper über ein weitreichendes Entgiftungssystem, um diese Toxine zu verarbeiten und auszuscheiden. Dieser Mechanismus besteht aus drei Phasen, die in der Leber und im Darm wie auch in den Nieren und in geringerem Maße in der Haut stattfinden. Selbstverständlich hängt die Gesamtmenge der Giftstoffe auch von Ihrer Ernährung ab. Bestimmte Nahrungsmittel können das System der Blutreinigung günstig beeinflussen, andere wirken sich negativ darauf aus. Im folgenden Kapitel werden wir ausführlicher auf diesen Aspekt der Blutgesundheit eingehen.

TEIL 2

WAS DAS BLUT BRAUCHT

Im zweiten Teil dieses Buches geht es um die essenziellen Substanzen, die das Blut benötigt, um seine Aufgaben angemessen bewältigen und den Körper gesund halten zu können. In Kapitel 4 konzentrieren wir uns auf die sechs wichtigsten Arten von Nährstoffen, die der Körper für die Bereitstellung von Energie, das Zellwachstum und die Funktion der Organe benötigt. In Kapitel 5 findet sich eine Anleitung zur Auswahl der Nahrungsmittel mit der besten Wirkung auf das Blut und damit auch auf Ihr Wohlbefinden. In Kapitel 6 erörtern wir die Bedeutung des optimalen Sauerstoffgehaltes im Blut, erklären, wie das Blut den Sauerstoff durch den Körper transportiert, und liefern ein paar Vorschläge, wie Sie dafür sorgen können, dass Ihr Blut jeden Tag genügend Sauerstoff erhält.

Kapitel 4 – Die Nährstoffe

Ein Nährstoff ist eine Substanz, die der Organismus für seine Aufrechterhaltung nutzt. In diesem Kapitel konzentrieren wir uns auf die sechs wichtigsten Gruppen von Nährstoffen, die man braucht, um gesund zu bleiben: Kohlenhydrate, Fette, Eiweiß, Vitamine, Mineralstoffe und Wasser. Jeder dieser Nährstoffe hat eine spezifische Funktion, und sie alle tragen dazu bei, Energie zu liefern, das Zellwachstum zu fördern und die Organe funktionsfähig zu halten, sobald sie durch unterschiedliche Nahrungsmittel in den Blutstrom gelangt sind.

Die Reise dieser lebenswichtigen Substanzen in unserem Körper beginnt im Verdauungstrakt. Im Magen wird die Nahrung aufgelöst und zu einem Speisebrei verarbeitet, der dann in kleinen Mengen an den Darm weitergegeben wird. Dort gelangen die meisten Nährstoffe über winzige, fingerförmige Schleimhauterhebungen (Dünndarmzotten - Villi intestinales) in die Blutbahn. Auch im Dickdarm werden noch manche Nährstoffe resorbiert. Bakterien helfen, die restliche verdaubare Nahrung aufzunehmen, bevor der Körper die Abfallstoffe des gesamten Prozesses ausscheidet.

Das Blut transportiert die Nährstoffe aus dem Darm in die Leber. Dort werden sie aufgespalten, damit anderes Gewebe im Körper sie leichter verwenden kann. Schädliche Nebenprodukte dieses Vorgangs landen in der Gallenflüssigkeit, die in der Leber produziert wird, oder sie gehen in den Blutkreislauf über. Die Nebenprodukte, die in die Galle gelangen, werden in den Darm weitergeleitet und via Stuhlgang ausgeschieden. Die ins Blut gelangten Nebenprodukte werden in den Nieren gefiltert und mit dem Urin ausgeschieden. In der Leber finden zahllose wichtige Prozesse statt, darunter die Herstellung von Cholesterin, die Speicherung überschüssiger Glukose in der Form von Glykogen, die Regulierung des Aminosäurespiegels im Blut, die Umwandlung von Ammoniak in Harnstoff (Abbauprodukt des Eiweißstoffwechsels, das über die Nieren ausgeschieden wird), die Regulierung der Blutgerinnung und die Entfernung von Bakterien aus der Blutbahn.

In den nächsten Kapiteln geht es darum, was Ihr Blut braucht. Da Nährstoffen eine Schlüsselfunktion bei der Gesundheit des Blutes und damit des ganzen Körpers zukommt, werden sie als Erstes beleuchtet. Um Nährstoffe und ihre Bedeutung besser zu verstehen, sind diese in zwei Kategorien aufgeteilt: Makronährstoffe und Mikronährstoffe.

Makronährstoffe

Wie der Name nahelegt, handelt es sich bei den Makronährstoffen um solche, die der Körper in größeren Mengen benötigt als Mikronährstoffe. Es geht dabei um Kohlenhydrate, Fett, Protein und Wasser. Abgesehen von Wasser werden diese Nährstoffe im Verdauungssystem aufgespalten, damit sie dem Körper Energie liefern können. Dieser lebenswichtige Energietransfer basiert auf einem der wichtigsten Moleküle im menschlichen Körper, dem Adenosintriphosphat (ATP), das auch als Energieeinheit des Lebens bezeichnet wird. Es speichert den Brennstoff, den Ihr Körper benötigt, um zu funktionieren.

Der Stoffwechsel setzt Energie aus Makronährstoffen frei und bildet ATP-Moleküle, die die freie Energie binden. ATP liefert diesen Treibstoff an die Zellen. Kohlenhydrate, Protein oder Fett werden verdaut und in bioverfügbare Komponenten umgewandelt. Kohlenhydrate werden in Glukose umgewandelt, Fett in Fettsäuren oder Glycerin, Protein in Aminosäuren. All diese Stoffe führen zur Freisetzung chemischer Energie. ATP hilft, Energie zu den Zellen zu transferieren. Ohne Makronährstoffe und ATP, die dem Körper Energie liefern, könnte er nicht existieren.

Kohlenhydrate

Kohlenhydrate sind die am schnellsten verfügbare Energiequelle des Körpers. Sobald Kohlenhydrate verdaut worden sind, werden die daraus entstehenden Monosaccharide ins Blut aufgenommen. Diese Zucker umfassen Glukose, Fruktose und Galaktose. Glukose wird sofort als die effizienteste Energiequelle genutzt. Galaktose und Fruktose werden in der Leber weiter zu Glukose und zu kleineren Mengen weiterer Stoffwechselprodukte umgewandelt. Sie werden rasch in der Leber aufgenommen, um Glukose zu produzieren. Deshalb sind nur kleine Mengen dieser Zucker im Blut zu finden. Man geht davon aus, dass die Glukose, die aus Fruktose und Galaktose entsteht, vor allem in Glykogen umgewandelt wird, statt in den Blutkreislauf zu gelangen. In der Leber gespeichertes Glykogen dient als Reservoir für den Zuckerspiegel im Blut. Die Glukose, die vom Körper sofort nach der Umwandlung der Kohlenhydrate benötigt wird, gelangt durch das Blut ins Gewebe. Das Hormon Insulin sorgt dafür, dass Glukose von den Zellen aufgenommen und als Energie genutzt werden kann.

Weil Glukose für den Körper und vor allem für das Gehirn, das die meiste Energie fordert, so wichtig ist, versucht der Organismus, die Menge von Zucker im Blut konstant zu halten. Überschüssige Glukose wird als Glykogen in der Leber oder in den Muskeln gespeichert. Das Glykogenreservoir in der Leber wird benötigt, um den Blutzuckergehalt zwischen den Mahlzeiten nicht allzu stark schwanken zu lassen, das Glykogen in den Muskeln wird durch Bewegung verbraucht. Wenn diese Reservoirs voll sind, wird überschüssige Glukose in Fett verwandelt, was als langfristiges Energiereservoir betrachtet werden kann.

Typ-2-Diabetes

Je mehr Kohlenhydrate man zu sich nimmt, desto mehr Glukose gelangt ins Blut. Ein erhöhter Blutzuckerspiegel signalisiert der Bauchspeicheldrüse, das Hormon Insulin auszuschütten. Insulin ermöglicht es der Glukose, in die Zellen einzutreten. Ohne Insulin kann Glukose nicht in Energie verwandelt werden. Wenn Ihr Blutzuckerspiegel häufig erhöht ist, können die Zellen die Fähigkeit, auf Insulin zu reagieren, verlieren. Dieses Krankheitsbild wird als Typ-2-Diabetes bezeichnet.

Da der Körper den Blutzuckerspiegel genau reguliert, führen Probleme, die diese Regulierung stören können, wie Diabetes, zu deutlichen Veränderungen Ihres Energielevels.

Low-Carb-Diät

Im Versuch, Gewicht oder Blutzucker (oder auch beides) zu senken, greifen viele Menschen zur Low-Carb-Diät, die auf einer kohlenhydratarmen Ernährung, einhergehend

mit dem Verzehr großer Mengen tierischer Produkte, beruht. Die Grundidee dieser Ernährungsweise ist, dass man so viele eiweißreiche tierische Produkte essen kann, wie man will, da diese den Blutzuckerspiegel nicht in die Höhe treiben und nicht zur Gewichtszunahme führen, wie es Kohlenhydrate tun würden. Es gibt jedoch einige Gründe, die dagegen sprechen.
Natürlich trifft es zu, dass man eher abnimmt, wenn man sehr wenige Kohlenhydrate und viel Eiweiß zu sich nimmt. Bei dieser Ernährung verlagert sich der Stoffwechsel von der Kohlenhydratverbrennung auf die Fettverbrennung. Wenn der Körper Fett verbrennt, entstehen unter anderem Ketone. Diese Ketone werden ins Blut freigesetzt und können als Energiequelle genutzt werden. Wenn der Körper sich auf Ketone als Energiezufuhr verlässt, da er keine Glukose aus Kohlenhydraten zur Verfügung hat, besteht die Gefahr einer sogenannten Ketose. In diesem Zustand wird der Appetit unterdrückt und die Flüssigkeitsausscheidung durch Urin erhöht. Zur Ketose kann es auch bei Diabetikern kommen, die Glukose nicht richtig verstoffwechseln können.
Doch dieser Stoffwechselzustand kann sich langfristig schädlich auf Ihre Gesundheit auswirken, auch wenn er kurzfristig zu dem erwünschten Nutzen führt. Ein Problem ist vor allem Ammoniak, das beim Abbau von aus Aminosäuren bestehendem Eiweiß entsteht. In der Leber wird Ammoniak zwar in Harnstoff umgewandelt und über die Nieren ausgeschieden, doch ein ständig erhöhter Ammoniakspiegel kann diesen Prozess überstrapazieren, was

zu einer Anhäufung von Ammoniak im Blut führen kann. Dadurch können Gehirnzellen geschädigt werden, und es kann zu Verwirrung, Delirium und anderen neurologischen Störungen kommen.

Außerdem weist einiges darauf hin, dass es bei einer High-Protein-Ernährung zu einer Übersäuerung im Körper (Azidose) kommen kann; denn der Körper wird dabei gezwungen, Kalzium freizusetzen, das er als Puffer gespeichert hat, was zu einem Kalziumverlust im Urin führen kann. Ein Verlust von Kalzium steht in Verbindung mit Osteoporose und mangelnder Knochendichte.

Wenn der Körper diese Azidose nicht neutralisieren kann, gerät er in einen gefährlichen übersäuerten Zustand, die Ketoazidose. Dieser Zustand kann zum Koma führen und sogar tödlich sein, wird jedoch eher mit Diabetikern in Verbindung gebracht, die ihre Erkrankung nicht mit ihrer Ernährung in Schach halten können. Die deutlichsten Zeichen einer Ketoazidose sind übel riechender Urin oder nach Nagellackentferner (Azeton) riechender Atem.

Bei einer proteinreichen tierischen Ernährung enthält der Speiseplan oft nicht genügend Obst und Gemüse, die wichtige Lieferanten von Antioxidantien, Vitaminen, Mineralstoffen und Ballaststoffen und somit gesundheitsfördernd sind. In tierischen Nahrungsmitteln hingegen befinden sich besonders viele gesättigte Fettsäuren, die mit Herzerkrankungen, Diabetes und diversen Krebsformen in Verbindung gebracht werden. Außerdem mangelt es Fleisch an Ballaststoffen, die für Ihr Wohlbefinden unerlässlich sind.

Ballaststoffe

Ballaststoffe bilden im Kohlenhydratstoffwechsel eine Ausnahme, denn der Körper kann sie weder so verdauen noch so resorbieren wie andere Kohlenhydrate. Ballaststoffe wandern durch den Verdauungstrakt und werden relativ unverändert über den Stuhl ausgeschieden. Daher sind Ballaststoffe keine Energiequelle für die wichtigen körperlichen Funktionen, obwohl mittlerweise bekannt ist, dass sie den »freundlichen« Bakterien im Dickdarm, den sogenannten Probiotika, Energie liefern. Durch die Fermentierung ernähren sich diese Bakterien von einem Teil der Ballaststoffe, die den Enddarm, das Kolon, passieren. Studien legen nahe, dass Stämme der gesunden Darmbakterien dem Immunsystem förderlich sind und sogar vor bestimmten Krebsformen, Herzerkrankungen und Arthrose schützen können. Bei der Fermentierung entstehen allerdings auch Gase, weshalb eine ballaststoffreiche Ernährung zu Völlegefühl und Blähungen führen kann.

Es gibt zwei Formen von Ballaststoffen: lösliche und unlösliche. Lösliche Ballaststoffe bilden eine gelartige Substanz, die den Stuhlgang weicher macht und dessen Passage durch den Verdauungstrakt verlangsamt. Dadurch wird die Möglichkeit, dass der Organismus Nährstoffe aus der Nahrung aufnehmen kann, gesteigert, und gleichzeitig stellt sich länger ein Sättigungsgefühl ein, was beim Versuch abzunehmen förderlich sein kann. Außerdem wird die Geschwindigkeit, in der der Körper Glukose aufnimmt, verlangsamt und damit der Blutzuckerspiegel gesenkt. Auch der Cholesterinspiegel im Blut wird durch lösliche Ballaststoffe reduziert. Wenn diese Ballaststoffe sich mit Gallensäuren im Darm verbinden, muss die Leber mehr Gallenflüssigkeit produzieren. Dafür benötigt sie Cholesterin, welches sie aus dem Blut bekommt. Eine ausreichende Zufuhr dieser Art von Ballaststoffen macht sich also auch bei der Regulierung des Cholesterinspiegels nützlich und senkt damit das Risiko einer Herzerkrankung.

Darüber hinaus fermentieren lösliche Ballaststoffe im Dickdarm. Dabei entstehen Fettsäuren, die dazu beitragen können, den Blutzucker zu regulieren, die Herstellung von Immunzellen zu steigern und den Spiegel von LDL-Cholesterin im Blut zu senken. Außerdem fördern wasserlösliche Ballaststoffe einen ausgewogenen pH-Wert im Dickdarm und die Produktion freundlicher Bakterien.[1] Beide Ballaststoffformen treten in jeder ballaststoffreichen Nahrung auf, größere Mengen wasserlöslicher Ballaststoffe finden sich in Haferflocken, Obst, Gemüse, Nüssen, Hülsenfrüchten und Leinsamen.

Unlösliche Ballaststoffe lösen sich, wie der Name schon sagt, nicht in Wasser auf. Sie führen zu einer Vergrößerung des Stuhlvolumens und beugen damit einer Verstopfung vor. Da Verstopfung zu zahllosen Gesundheitsproblemen führen kann, darunter Hämorrhoiden und Divertikulitis, und in den USA die Liste der gastrointestinalen Beschwerden anführt, liegt auf der Hand, dass eine adäquate Zufuhr von Ballaststoffen eine wichtige Rolle für die Gesundheit spielt.[2]

Divertikulitis ist eine der häufigsten Darmerkrankungen in der westlichen Welt. Das Risiko, daran zu erkranken, steigt mit dem Alter. Es handelt sich um kleine Ausstülpungen im Verdauungstrakt (typischerweise im Dickdarm), die sogenannten Divertikel, die sich entzünden. In der Folge tauchen Symptome wie Schmerzen im Bauchraum, Übelkeit und Fieber auf. Die Ursache dafür ist nach wie vor nicht bekannt, doch die Bildung dieser kleinen Säckchen wurde auch mit einer ballaststoffarmen

Ernährung in Zusammenhang gebracht. Selbst wenn sich bei Ihnen bereits Divertikel gebildet haben, können laut Ergebnissen etlicher Studien unlösliche Ballaststoffe helfen, Ausbrüche von Divertikulitis zu kontrollieren, indem sie dem Stuhl dazu verhelfen, leichter durch den Dickdarm zu gleiten.

Vollkornmehl, ganze Körner, Weizen- und Haferkleie, Bohnen, Früchte mit essbarer Schale, Kohl, Kopfsalat, Paprika und Zwiebeln sind gute Quellen für unlösliche Ballaststoffe. Die Ballaststoffe in Weizen- und Haferkleie sind die effizientesten Quellen dieser Substanz.

Egal ob Ballaststoffe den Weg des Stuhls durch den Darm fördern und unerwünschte chemische Substanzen aus dem Körper transportieren oder ob sie im Dickdarm fermentieren und in der Folge freundliche Bakterien schaffen – diese Art Kohlenhydrate ist für Ihr Wohlbefinden unerlässlich. Wenn Sie mehr Ballaststoffe zu sich nehmen möchten, sollten Sie Obst in seiner ursprünglichen Form essen und nicht als Saft trinken, Vollkornprodukte beim Kochen bevorzugen, zu ungekochtem Gemüse als Snack greifen statt zu Junkfood und mindestens zweimal in der Woche Fleisch vom Speiseplan verbannen und nach Möglichkeit durch Hülsenfrüchte ersetzen. Wenn Sie anfangen, sich ballaststoffreicher zu ernähren, sollten Sie den Verzehr jedoch langsam steigern und darauf achten, zusätzlich mehr Wasser zu trinken.

Fett

Fette, auch als Lipide bekannt, sind die konzentrierteste Form der Energie in der Ernährung. Obwohl Fett etwa die doppelte Menge von Energie pro Gramm aufweist wie Kohlenhydrate, muss der Körper viel mehr aufwenden, um es als Brennstoff verwerten zu können. Deshalb ist aus Kohlenhydraten gewonnene Glukose die Energiequelle, auf die der Körper am ehesten zugreift. Im Stoffwechsel wird Fett in Fettsäuren und Glycerin zerlegt, die in die Blutbahn gelangen. Viele Zellen können Glukose oder Fettsäuren verwenden, um ATP zu produzieren und Energie zu erhalten.

Auch die Leber nimmt Fettsäuren auf und bildet daraus Moleküle, die sogenannten Ketonkörper oder Ketone. Früher ging man davon aus, dass Glukose der Hauptlieferant von Energie für das Gehirn ist, doch mittlerweile weiß man, dass das Gehirn, wenn dieser einfache Zucker knapp ist - etwa weil jemand fastet, eine Low-Carb-Diät befolgt oder viel Sport treibt -, auch Ketone als Brennstoff nutzt. Insofern kann man Ketone als Reserveenergiequelle für das Gehirn betrachten. Auch Herz und Muskeln greifen auf diese Energiereserve zurück.

Es ist umstritten, ob sich der menschliche Körper bei seinem Energiebedarf eher auf Glukose als auf Ketone verlassen sollte. Anhänger der Low-Carb-Diät plädieren dafür, eher auf Ketone als auf Glukose zu bauen. Doch die Folgen eines Zustands (der als Ketose bezeichnet wird), in dem der Körper sich hauptsächlich auf Ketone für seinen Energiebedarf verlässt, sind noch nicht recht erforscht. Es wurde nachgewiesen, dass Ketone den Appetit unterdrücken können, was natürlich hilfreich ist, wenn man abnehmen will. Doch ein hoher Ketonspiegel im Blut erhöht dessen Säuregehalt, was zu Krankheiten führen kann. Um Nieren- oder Leberschäden vorzubeugen, sollten vor allem Diabetiker diesen Zustand vermeiden.

Das Glycerin, das aus Fett gewonnen wird, kann der Körper in Glukose verwandeln, doch weil Glycerin nur eine kleine Menge im Fett ausmacht, spielt es bei der Energieproduktion eine untergeordnete Rolle. Früher ging man davon aus, dass Fettsäuren nicht in Glukose verwandelt werden können, doch in jüngster Zeit hat man mehr über den Fettstoffwechsel herausgefunden, und es sieht danach aus, dass Fettsäuren zur Synthese einer neuen Glukose führen können. Wege wurden entschlüsselt, auf denen ein Derivat von Fettsäuren, ein Keton namens Aceton, in Glukose verwandelt werden kann. Doch diese Wege sind so komplex, dass der Prozess bei der Gesamtdiskussion zur Energieproduktion ebenfalls nicht ins Gewicht fällt. Neben der Lieferung von Energie fungiert Fett auch als Transportmedium für die fettlöslichen Vitamine A, D, E und K. Diese Vitamine erfüllen wichtige Funktionen im Körper und müssen über die Nahrung aufgenommen werden (mit Ausnahme von Vitamin D, das auch im Körper durch Einwirkung von UV-Strahlen gebildet wird). Außerdem spielt Fett eine wichtige Rolle bei der Umwandlung von Betakarotin, dem rot-orangefarbenen Pigment, das in vielen Obst- und Gemüsesorten vorkommt, zu Vitamin A, das vor allem für die Augengesundheit wichtig ist. Vitamin D fördert die Kalziumaufnahme und damit die Stärke von Knochen und Zähnen, Vitamin E schützt die Zellen, indem es schädliche freie Radikale im Blut neutralisiert, und Vitamin K sorgt dafür, dass das Blut notfalls gerinnt. Außerdem helfen die essenziellen Fettsäuren Linolsäure (eine zweifach ungesättigte Fettsäure aus der Gruppe der Omega-6-Fettsäuren) und Alpha-Linolensäure (eine dreifach ungesättigte Fettsäure aus der Gruppe der Omega-3-Fettsäuren), die nicht eigenständig aufgebaut werden und über die Nahrung zugeführt werden müssen, dem Körper, Entzündungen zu bekämpfen, und fördern die Blutgerinnung sowie die Gehirnentwicklung. Quellen für diese essenziellen Fettsäuren sind fettreicher Fisch, Olivenöl und Samen.

Gesättigte Fette

Ein gesättigtes Fett besteht unter anderem aus einer Kette von Kohlenstoffatomen, die über Einfachbindungen miteinander verknüpft sind. Diese Kohlenstoffatome sind alle voll mit Wasserstoffatomen besetzt, sind also damit gesättigt. Üblicherweise stammt dieses Fett aus tierischen Produkten wie Fleisch, Butter oder Milch. Es gibt jedoch auch pflanzliche Quellen wie Kokosnüsse oder Kakao, sodass es sich in vielen industriell produzierten Backwaren und zahllosen anderen Snacks findet. Gesättigtes Fett gilt als gesundheitsschädlich, weil es das LDL-Cholesterin im Blut erhöhen kann, was die Bildung von Ablagerungen in den Arterien fördern und somit zu Herzerkrankungen führen kann. In jüngster Zeit hat die Wissenschaft allerdings einen anderen Blick auf gesättigtes Fett geworfen. Viele Studien weisen auf einen unzureichenden Zusammenhang zwischen gesättigtem Fett und Herzerkrankungen hin. Dennoch wird oft erwähnt, dass das Risiko einer koronaren Erkrankung gesenkt werden kann, wenn gesättigtes Fett durch mehrfach ungesättigtes Fett ersetzt wird. Jüngste Forschungen haben auch ergeben, dass es zu einem Anstieg von koronaren Erkrankungen kommen kann, wenn gesättigtes Fett durch Kohlenhydrate aus hochverarbeiteten Nahrungsmitteln ersetzt wird.

Ungesättigte Fette

Im ungesättigten Fett finden sich weniger Wasserstoffatome in den Kohlenstoffketten als im gesättigten Fett. Dieses oft als »gut« bezeichnete Fett kommt in Gemüse, Nüssen, Samen und Fisch vor. Es gibt zwei Formen: das einfach ungesättigte und das mehrfach ungesättigte Fett. In chemischen Begriffen ausgedrückt verdanken diese Fette ihren Namen der Anzahl von

Doppelbindungen der Kohlenstoffatome, die sie enthalten. Einfach ungesättigtes Fett hat eine Verbindung, mehrfach ungesättigtes Fett mehrere. Einfach ungesättigtes Fett ist bei Raumtemperatur flüssig. Gute Quellen für einfach ungesättigtes Fett sind Oliven, Olivenöl, Rapsöl, die meisten Nüsse, Erdnussöl und Avocados.

Die gesundheitlichen Vorteile einfach ungesättigter Fettsäuren drangen in den 1960ern ins Bewusstsein der Öffentlichkeit, als Studien aufzeigten, dass die Menschen in Griechenland und anderen Mittelmeerländern trotz einer fettreichen Ernährung eine niedrigere Rate an Herzerkrankungen aufwiesen. Allerdings nehmen die Menschen in diesen Gegenden überwiegend pflanzliches Fett zu sich, vor allem Olivenöl. Diese Ergebnisse führten zu einem großen Interesse an Olivenöl und förderten einen gesunden Ernährungsstil, der mittlerweile als »Mittelmeerdiät« (→ auch Seite 138 f.) bekannt ist. Einfach ungesättigtes Fett hängt mit einem verbesserten Cholesterinwert zusammen, welcher gut für die Herzgesundheit ist und auch die Regulierung von Insulin und Blutzucker unterstützen kann.

Mehrfach ungesättigte Fette sind bei der Bildung von gesunden Zellmembranen und Nervenscheiden unentbehrlich. Außerdem sind sie wichtig für Blutgerinnung, Muskelbewegung und Hautgesundheit. Die zwei wichtigsten Formen sind die bereits erwähnten Omega-3-Fettsäuren und die Omega-6-Fettsäuren.

Omega-3-Fettsäuren senken den Blutdruck, steigern den HDL-Cholesterinspiegel und senken die Triglyzeride und schützen so vor Herzinfarkt oder Schlaganfall. Aufgrund ihrer entzündungshemmenden Eigenschaften können Omega-3-Fettsäuren Rheuma-Patienten helfen, die Dosis ihrer kortikosteroiden

Medikamente zu reduzieren. Gute Quellen für Omega-3-Fettsäuren sind fettreicher Fisch wie Sardinen und Lachs, Walnüsse, Leinsamen und Rapsöl.

Omega-6-Fettsäuren werden ebenfalls mit einer gesunden Herzfunktion in Verbindung gebracht und finden sich z. B. in Distelöl, Maiskeimöl, Sonnenblumenkernen und -öl, außerdem in Walnüssen und in fettreichem Fisch wie Hering, Makrele, Thunfisch und Lachs. Omega-6-Fettsäuren fördern gesunde Haut, Haarwachstum, Knochengesundheit und einen gesunden Stoffwechsel. Allerdings können manche Omega-6-Fettsäuren in hohen Mengen zu entzündlichen Vorgängen im Körper führen. Deshalb ist es wichtig, diese Fette im Speiseplan mit genügend Omega-3-Fettsäuren aufzuwiegen, die entzündungshemmend wirken. Leider enthält der typische amerikanische Speiseplan durch das hohe Maß an Junkfood und hochverarbeiteten Lebensmitteln (die meist Sojaöl, Distelöl oder Maiskeimöl als Hauptbestandteil enthalten) weit mehr Omega-6-Fettsäuren als Omega-3-Fettsäuren. Manche Empfehlungen gehen von einem Verhältnis von 4:1 (Omega-6 zu Omega-3) aus, andere raten zu einem Verhältnis 1:1.

Zum Glück enthalten natürliche, unverarbeitete fettreiche Lebensmittel alle drei wichtigen Typen des Nährstoffes Fett. Wenn auf Ihrem Speiseplan genügend solche Lebensmittel stehen, wird Ihr Blut ein gesundes Gleichgewicht von Fetten aufweisen.

Triglyzeride

Triglyzeride werden in den Fettzellen des Körpers gespeichert und sind der Hauptbestandteil des Körperfetts. Der Körper produziert Triglyzeride, wenn er mehr Kalorien verarbeiten muss, als er unmittelbar benötigt. Diese Kalorien wandelt er dann in diese chemische Verbindung um. Triglyzeride sollen Energie zwischen den Mahlzeiten liefern, aber wenn sie nicht benötigt werden, häufen sie sich an. Sie werden mit der Verdickung der Arterienwände, der Atherosklerose, und somit auch mit einem erhöhten Risiko einer Herzerkrankung oder eines Schlaganfalls in Zusammenhang gebracht.

Cholesterin

Cholesterin, eine fettähnliche Substanz, auch als Lipoprotein bekannt, ist in Verruf geraten, jedoch für die Gesundheit unerlässlich; denn es ist maßgeblich am Aufbau der Zellmembran sowie an vielen Stoffwechselvorgängen im Gehirn beteiligt und ein wichtiger Ausgangsstoff für die Produktion von Gallensäuren zur Fettverdauung sowie für die Bildung von Vitamin D und bestimmten Hormonen. Doch zu viel Cholesterin kann der kardiovaskulären Gesundheit schaden. Die Beziehung zwischen einem erhöhten Cholesterinspiegel und Herzerkrankungen ist ständiger Gegenstand von Studien.[3]

Zu viel Fett

Zu viel Fett kann ebenso wie zu viele Kohlenhydrate in Ihrer Ernährung zu Fettleibigkeit führen, wenn dem Körper mehr Kalorien zugeführt werden, als er benötigt. Darüber hinaus verlangsamt eine exzessive Fettaufnahme die Verdauung und Resorption von Nährstoffen, was in Verdauungsstörungen mündet. Wenn ein Mangel an Kohlenhydraten von einer mangelnden Flüssigkeitszufuhr begleitet wird oder wenn Sie unter einer Nierenstörung leiden, kann Ihr Organismus Fett nicht komplett verstoffwechseln, was zu ernsten Gesundheitsschäden führt.[4]

Protein

Protein bzw. Eiweiß ist eine der wichtigsten Substanzen zur Aufrechterhaltung der Gesundheit und Vitalität. Es macht rund zwanzig Prozent der Körpermasse aus. Als wichtiger Bestandteil aller Zellen findet es sich im ganzen Körper, in allen inneren Organen, Haaren und Haut und insbesondere in den Muskeln. Das Eiweiß in unserer Nahrung ist für die Regeneration der Zellen unerlässlich - zur Bildung neuer Blutzellen und zum Transport von Signalen und Informationen. Abgesehen davon, dass Proteine elementare Baustoffe allen Lebens sind, spielen sie auch als Energielieferanten eine Rolle. Doch der Körper wird zu diesem Makronährstoff als hauptsächliche Energiequelle nur greifen, wenn er nicht genügend Kohlenhydrate und Fette zur Verfügung hat.[5]

Proteine bestehen aus langen Ketten, den Aminosäuren, die auch als »Bausteine des Lebens« bezeichnet werden. Wenn der Körper Eiweiß verdaut, zerlegt er es in Aminosäuren. Daraus werden Enzyme gebildet, die als Katalysatoren chemische Reaktionen im Körper beschleunigen und so Verdauung und Stoffwechsel unterstützen, Hormone, die als Signalstoffe zahllose Aufgaben im Körper koordinieren, Neurotransmitter, also Botenstoffe, die Signale zwischen den Nervenzellen übertragen, und Antikörper, mit denen das Immunsystem Krankheitskeime bekämpft. Auch das Hämoglobin im Blut, das Sauerstoff aus der Lunge zu den peripheren Geweben und Kohlenstoff aus dem Gewebe zurück zur Lunge transportiert, ist aus Proteinmolekülen gebildet.

Außerdem führt der Verzehr von Eiweiß zu einer Erhöhung des Glukagonspiegels.[6] Dieses Hormon trägt dazu bei, Körperfett zu kontrollieren. Es verhindert nämlich die Freisetzung von

Insulin und bringt die Leber dazu, gespeichertes Glykogen in Glukose umzuwandeln, die dann als Energie genutzt wird. Darüber hinaus hilft es, freie Fettsäuren aus Fettgewebe freizusetzen, damit der Körper sie als Brennstoff verwenden kann, und senkt auch dadurch das Körperfett.

Aminosäuren

Aminosäuren sind die Proteinbausteine. Bei der Eiweißverdauung gelangen Aminosäuren ins Blut. Der Körper des Menschen benötigt etwa zweiundzwanzig Aminosäuren in jeweils einem spezifischen Muster, um daraus ein Protein herzustellen. Im Organismus finden sich essenzielle Aminosäuren, die der Körper nicht selbst herstellen kann und die ihm deshalb durch die Nahrung zugeführt werden müssen, und nicht-essenzielle Aminosäuren, die der Körper selbst herstellen kann. Daneben gibt es noch eine weitere Kategorie, die semi-essenziellen Aminosäuren, die zwischen den beiden anderen Hauptformen liegen; dabei handelt es sich um Aminosäuren, die der Körper unter bestimmten Bedingungen (z.B. im Wachstum, bei großen Verletzungen und unter Stress) nicht in ausreichendem Maß selbst produzieren kann. Im Folgenden eine Liste dieser drei Kategorien:

Essenzielle Aminosäuren

- Histidin
- Isoleucin
- Leucin
- Lysin
- Methionin
- Phenylalanin
- Threonin
- Tryptophan
- Valin

Nicht-essenzielle Aminosäuren

- Alanin
- Asparagin
- Asparaginsäure
- Glutaminsäure
- Prolin
- Serin

Semi-essenzielle Aminosäuren

- Arginin
- Cystein
- Glutamin
- Tyrosin

Sobald das Verdauungssystem Proteine in die Aminosäuren zerlegt hat, aus denen sie bestehen, gelangen diese in eine Art Aminosäuren-Reservoir im Blut. Der Körper nimmt sich daraus die Aminosäuren, die er braucht, um wichtige Moleküle zu bilden (Enzyme, Hormone, Neurotransmitter, Antikörper etc.), die Substanzen durch den Körper transportieren und beim Wachstum und der Reparatur von Zellen helfen. Deshalb sollte Ihr Speiseplan eine ausreichende Menge von Proteinen enthalten.

Ein Nahrungsmittel, das alle essenziellen Aminosäuren in ausreichendem Maß enthält, wird als »Komplett-Protein-Quelle« bezeichnet. Dazu gehören die meisten tierischen Produkte, doch in Obst, Gemüse, Getreide, Samen und Gemüse fehlen oft eine oder mehrere essenzielle Aminosäuren. Man muss jedoch kein »Fleischfresser« sein, um die nötigen Proteine aus seiner Ernährung zu erhalten. Die typische amerikanische Ernährung mit ihrem Überhang an tierischen Produkten enthält weit mehr Protein als nötig, eigentlich viel zu viel. Solange man sich auf eine gesunde Mischung aus pflanzlicher Nahrung verlässt, sollte man alle Proteine bekommen, die man braucht, und umgeht dabei die ungesunden Aspekte einer Ernährung, die auf zu viel tierischem Eiweiß basiert.

Wasser

Wasser ist nicht nur der Nährstoff, der den Großteil der Körpermasse ausmacht (rund 60 Prozent des Körpergewichts), es ist auch an fast allen körperlichen Vorgängen beteiligt: am Blutkreislauf, an der Verdauung, Resorption und Ausscheidung. Wasser liefert keine Energie, ist jedoch das wichtigste Transportmittel für Nährstoffe. Es ist an chemischen Reaktionen beteiligt, dient als Lösungsmittel für Vitamine, Mineralstoffe, Aminosäuren und Glukose, als Schmiermittel und Polster um die Gelenke, als Stoßdämpfer in den Augenhöhlen und der Wirbelsäule und bildet das Fruchtwasser, das den Fötus im Mutterleib ernährt und schützt. Wasser trägt zur Regulierung der Körpertemperatur und des Blutvolumens bei und übernimmt bei der Ausscheidung von Abfallstoffen eine wesentliche Funktion.

Mikronährstoffe

Wie bereits erwähnt sind Mikronährstoffe solche, die wir nur in kleinen Mengen benötigen. Dennoch sind sie für Gesundheit und Wohlbefinden unerlässlich. Ein Mangel an Mikronährstoffen kann zu diversen Gesundheitsproblemen führen, darunter Anämie, Schwäche (z.B. durch Eisenmangel), kognitive Beeinträchtigungen (z.B. durch einen Mangel an Vitamin B_{12}), Muskelkrämpfe und Schlafprobleme (z.B. durch einen Magnesiummangel), Bluthochdruck (z.B. durch einen Kaliummangel) und Osteoporose (z.B. durch einen Kalziummangel). Mikronährstoffe wirken bei der Stoffwechselregulierung, der Herztätigkeit, dem zellulären pH-Wert und der Knochendichte. Sie stärken das Immunsystem und schützen vor Zellschäden, die durch oxidative Stoffe verursacht werden. Sie helfen dem Körper bei der Herstellung von Enzymen, Hormonen und anderen

Substanzen, die für gesundes Wachstum und Funktionieren notwendig sind.

In der Alltagssprache sind Mikronährstoffe als Vitamine und Mineralstoffe bekannt. Sie umfassen Vitamin A, den Vitamin-B-Komplex, die Vitamine C, D, E und K, und die Mineralstoffe Kalzium, Phosphor, Cholin, Chrom, Kupfer, Jod, Eisen, Magnesium, Mangan, Kalium, Natrium, Chlorid, Selen und Zink.

Solange auf Ihrem Speiseplan genügend Gemüse, Obst, Vollkornprodukte und Nüsse stehen, sollten Sie die Mikronährstoffe, die der Körper braucht, in ausreichender Menge zu sich nehmen. Um das zu gewährleisten, wählen Sie Obst und Gemüse in kräftigen Farben aus. Blaue Trauben, orangefarbene Karotten, rote Äpfel und grünes Blattgemüse sollten im täglichen Speiseplan nicht fehlen. Wenn Ihr Teller bunt ist, wissen Sie, dass Sie die richtigen Lebensmittel gewählt haben. Versuchen Sie, in jede Mahlzeit mindestens eine oder zwei Gemüsesorten einzubauen. Zum Nachtisch sollten Sie lieber zu Obstsalat als zu Kuchen oder Keksen greifen. Bereiten Sie Suppen oder herzhafte Salate zum Mittag- oder zum Abendessen zu. Es gibt zahlreiche köstliche Möglichkeiten, den Teller mit Mikronährstoffen anzureichern.

Einer der Vorteile einer solchen Ernährung liegt darin, dass Sie sich damit nicht nur mit den nötigen Mikronährstoffen versorgen, sondern auch ein Ihrer gesamten Gesundheit zuträgliches Gewicht wahren. Nahrungsmittel mit einem hohen Anteil an Mikronährstoffen bieten meist auch viele Ballaststoffe und ausreichend Wasser. Deshalb werden Sie sich damit auch länger satt fühlen und nicht das Bedürfnis verspüren, zu Junkfood (und leeren Kalorien) zu greifen.

Vitamine

Vitamine sind Substanzen, die wirklich nur in sehr kleinen Mengen (in Mikro- bis Milligramm gerechnet) benötigt werden, jedoch in Zellen und Gewebe eine wichtige Funktion erfüllen und dazu beitragen, dass der Körper gesund bleibt. Im Gegensatz zu Kohlenhydraten, Fetten und Proteinen sind Vitamine keine Energielieferanten, obwohl sie mit den Enzymen in Verbindung stehen, die Energie aus den Makronährstoffen freisetzen.

Vitamine werden in die Kategorien fettlöslich und wasserlöslich aufgeteilt. Das bezieht sich darauf, auf welche Art und Weise Vitamine vom Körper resorbiert werden und ob sie für eine spätere Verwendung gespeichert werden können. Fettlösliche Vitamine benötigen eine Fettquelle, damit der Körper sie resorbieren kann. Sie können auch länger im Körper gespeichert werden als die wasserlöslichen, müssen also nicht so häufig ersetzt werden wie Letztere. Fettlösliche Vitamine sind unter anderem die Vitamine A, D, E, und K.

Wasserlösliche Vitamine benötigen zu ihrer Resorption kein Fett, gehen aber auch leicht über den Urin und andere Körperflüssigkeiten verloren. Vitamin C und Vitamine des B-Komplexes fallen in diese Kategorie. Sie zirkulieren nach der Resorption nur wenige Stunden im Blut. Nur Vitamin B_{12} kann bis zu einer Woche im System verbleiben. Aus diesem Grund sollte man jeden Tag wasserlösliche Vitamine zu sich nehmen, um gesund zu bleiben.

Vitamin A

Vitamin A ist vor allem für den Sehvorgang wichtig, aber auch für Wachstum und Aufbau von Haut und Schleimhäuten, die Genexpression, die Fortpflanzung, das Embryonalwachstum und ein gesundes Immunsystem. Studien zufolge soll Vitamin A sogar die Fähigkeit haben, DNA-Mutationen in Krebszellen aufzuhalten.

Vitamin-B-Komplex

Die acht im Vitamin-B-Komplex zusammengefassten Vitamine (B_1, B_2, B_3, B_5, B_6, B_7, B_9, B_{12}) helfen dem Körper im Zusammenspiel, Makronährstoffe in Energie umzuwandeln, haben also indirekt eine Rolle als Energielieferanten inne. B-Vitamine werden in Koenzyme verwandelt. Diese Substanzen benötigen Enzyme, die den Energiestoffwechsel fördern. Außerdem helfen manche B-Vitamine, neue Zellen zu produzieren, um Sauerstoff und Nährstoffe, die der Körper zur Energieweiterleitung benötigt, zu transportieren. B-Vitamine spielen auch eine große Rolle fürs Nervensystem.

Nicht nur im Zusammenspiel dient der Vitamin-B-Komplex dem Körper. Einzelne B-Vitamine haben besondere Aufgaben: Vitamin B_{12} z.B. ist für Zellteilung, Blutbildung und Nervenfunktion wichtig; Riboflavin, auch als Vitamin B_2 bekannt, soll gegen Kopfschmerzen und Migräne, Muskelkrämpfe, das Karpaltunnelsyndrom und Akne helfen. Außerdem wird vermutet, dass es sogar dazu beiträgt, Gebärmutterhalskrebs vorzubeugen.

Vitamin C

Eine der Hauptaufgaben von Vitamin C besteht in der Synthese von Kollagen, dem Hauptprotein im Bindegewebe, welches die Wände der Blutgefäße stärkt, die Bildung von Narbengewebe ermöglicht und die nötige Matrix für das Knochenwachstum liefert. Außerdem ist Vitamin C ein Antioxidans, es schützt vor freien Radikalen und beugt damit auch Krebs vor, und es ist an der Thyroxinbildung (Schilddrüsenhormon), dem Aminosäurestoffwechsel, der Infektionsabwehr und der Eisenresorption beteiligt.

Vitamin D

Vitamin D dient hauptsächlich dazu, die Resorption von Kalzium und Phosphor im Verdauungstrakt zu erleichtern und dadurch die Knochenmineralisierung zu ermöglichen. Es ist als »Sonnenvitamin« bekannt, weil die ultravioletten Strahlen der Sonne ein Cholesterinderivat in der Haut in Vitamin D umwandeln. Neben seiner Rolle bei der Aufrechterhaltung starker Knochen hilft Vitamin D auch gegen Depressionen und kann möglicherweise dazu beitragen, Krebs zu verhüten.

Vitamin E

Vitamin E ist ein Antioxidans, d.h. es entschärft aggressive Sauerstoffverbindungen (freie Radikale), bevor diese Zellschäden anrichten können. Damit unterstützt es auch die Herzgesundheit. Des Weiteren hilft es bei der Produktion roter Blutkörperchen und unterstützt den Körper bei der Verwertung von Vitamin K. Es kann auch als Blutverdünner dienen und damit helfen, das Risiko von Blutgerinnseln zu senken.

Vitamin K

Vitamin K spielt bei der Bildung von Gerinnungsfaktoren eine Rolle. Außerdem wird es mit der Knochengesundheit in Verbindung gebracht, denn es unterstützt den Körper bei der Verwertung von Kalzium zum Knochenaufbau. Studien zeigen eine Verbindung zwischen einem niedrigen Vitamin-K-Spiegel und

Osteoporose auf. Auch das Risiko von Knochenbrüchen soll durch Vitamin K gesenkt werden.

Ein Mangel an Vitamin K kommt selten vor, denn Darmbakterien können dieses Vitamin herstellen. Allerdings können Antibiotika Bakterien im Verdauungstrakt vernichten und so zu einem Mangel führen, doch in diesem Fall müsste ein sehr niedriger Ausgangsspiegel vorgelegen sein. Ein Vitamin-K-Mangel kann zu exzessiven Blutungen führen.

Mineralstoffe

Mineralstoffe machen etwa vier bis fünf Prozent des Körpergewichts aus. Ähnlich wie Vitamine sind Mineralstoffe an vielen biologischen Reaktionen beteiligt, darunter an der Übertragung von Informationen im Nervensystem, der Muskelreaktion, der Verdauung, dem Stoffwechsel und der Hormonproduktion. Wie die Vitamine sind auch Mineralstoffe Mikronährstoffe, die im Allgemeinen durch die Nahrung aufgenommen werden müssen, um in ausreichender Menge im Blut vorhanden zu sein. Sie tragen wesentlich zur Knochenentwicklung, zu einem gesunden Gehirn, der Zellfunktion und dem Stoffwechsel bei. Hauptmineralstoffe wie Kalzium, Kalium, Natrium und Magnesium werden in größeren Mengen benötigt als sogenannte Spurenelemente wie Kupfer, Jod, Eisen, Mangan, Selen und Zink.

Kalzium und Phosphor

Kalzium und Phosphor sind Elektrolyte, also Stoffe, die elektrischen Strom leiten können, wenn sie im gelösten Zustand vorhanden sind. Kalzium ist ein wichtiger Bestandteil von Knochen und Zähnen und sorgt durch seine elektrolytische Eigenschaft dafür, dass Nervenimpulse in Muskeltätigkeit umgesetzt werden. Kalzium-Ionen spielen eine wichtige Rolle bei der Blutgerinnung. Neben regelmäßiger Bewegung und einer gesunden Ernährung hilft Kalzium, den Blutdruck zu kontrollieren, die Knochen gesund zu halten und das Osteoporose-Risiko zu senken.

Cholin

Cholin ist eine wichtige Substanz im Fettstoffwechsel. Es hilft, Cholesterin aus der Leber abzutransportieren. Damit verhindert es, dass Fett und Cholesterin sich dort akkumulieren. Außerdem spielt es eine Rolle bei der Gehirnentwicklung, der DNA-Synthese und der Übertragung von Botschaften zwischen den Zellen. Darüber hinaus wird es für die Synthese eines wichtigen Neurotransmitters, Acetylcholin, benötigt, das die Reizübertragung von den Nerven zu den Muskeln regelt und als Botenstoff im zentralen Nervensystem fungiert. Auf diese Weise fördert Cholin die Muskelkontrolle und ein funktionierendes Gedächtnis.

Chrom

Chrom trägt dazu bei, Zucker aus dem Blut zu entfernen und in Energie zu verwandeln. Deshalb ist es ein nützlicher Nährstoff für Menschen mit Diabetes Typ 2. Als wesentlicher Bestandteil des sogenannten Glukosetoleranzfaktors (GTF) beeinflusst es den Kohlenhydrat-, Fett- und Proteinstoffwechsel.

Kupfer

Zusammen mit Eisen ist Kupfer an der Bildung von roten Blutkörperchen und der Nervenfasern beteiligt. Auch für die Bildung von Melanin, ein Pigment in den Augen, Haaren und der Haut, ist dieses Spurenelement wesentlich. Weiterhin ist es entzündungshemmend, hilft beim Kampf gegen Arthrose und stimuliert die Gehirntätigkeit.

Jod

Jod ist ein wichtiger Bestandteil der Schilddrüsenhormone, die die Stoffwechselgeschwindigkeit regulieren. Es unterstützt den Fettstoffwechsel, hilft bei der Energieproduktion und dem Wachstum und ist für die embryonale Entwicklung unerlässlich.

Eisen

Das Spurenelement Eisen ist hauptsächlich für den Sauerstofftransport zuständig, denn es ist ein notwendiger Bestandteil des Hämoglobins. Es ist auch ein Teil des Proteins Myoglobin, das für den intramuskulären Sauerstofftransport verantwortlich ist. Eisenmangel kann, wie bereits an anderer Stelle erwähnt, zu Anämie führen, einem Zustand, der mit Schwäche und mangelnder Energie einhergeht.

Magnesium

Magnesium ist ein Elektrolyt, das eine wichtige Rolle bei der Herzfunktion (es trägt dazu bei, dass das Herz einen normalen Rhythmus beibehält) und der Funktion des Nervensystems spielt. Außerdem ist es an der Bildung von Knochen und Zähnen beteiligt, hilft dem Körper bei der Umwandlung von Glukose in Energie und bei der Blutgerinnung und wird für den Kalzium- und Vitamin-C-Stoffwechsel benötigt.

Mangan

Mangan verbessert die Knochendichte, bekämpft freie Radikale, hilft, den Blutzucker zu regulieren, und ist an der Verstoffwechslung der Makronährstoffe Protein, Kohlenhydrate und Fett beteiligt. Außerdem unterstützt es die Bildung von Bindegewebe, die Resorption von Kalzium, ist unerlässlich für die Schilddrüsengesundheit und die Funktion der Geschlechtshormone.

Kalium, Natrium und Chlorid

Kalium, Natrium und Chlorid sind Elektrolyte, die den Flüssigkeitshaushalt im Körper und somit den Blutdruck regulieren. Sie unterstützen die Übertragung von Nervenimpulsen und die Muskelkontraktion. Diese Mineralstoffe werden durch Schweiß rasch ausgeschieden. Sobald sie verschwunden sind, müssen sie ersetzt werden. Natrium und Chlorid werden meist durch Natriumchlorid, also Salz, aufgenommen. Doch zu viel Salz – heute ein sehr verbreitetes Problem – kann das Risiko einer Herzerkrankung und vieler anderer Beschwerden (Übersäuerung, Kopfschmerzen, Bluthochdruck, metabolisches Syndrom, Nierenfunktionstörungen etc.) erhöhen. Eine ausreichende Kalium-Zufuhr kann ein Zuvicl an Natriumchlorid kompensieren.

Selen

Selen ist ein Spurenelement, das die kognitiven Fähigkeiten, unser Immunsystem und die Fruchtbarkeit unterstützt. Genauso wie Jod erfüllt auch Selen wichtige Funktionen bei der Hormonsynthese und dem Stoffwechsel der Schilddrüse und unterstützt die DNA-Synthese. Wegen seiner Bedeutung als integraler Bestandteil des antioxidativen Enzyms Glutathion-Peroxidase hat es beträchtliche Aufmerksamkeit erregt. Diese Enzyme sind auch in den roten Blutkörperchen zu finden und helfen, die Nebenprodukte von oxidiertem Fett zu entsorgen.

Zink

Zink ist ein Mineral, das im Körper viele wichtige Funktionen innehat, obwohl nur eine kleine Menge davon nötig ist. Zink unterstützt die Aktivität von über hundert unterschiedlichen Enzymen in jedem Organ Ihres Körpers. Es reguliert die Neuronenkommunikation, den Zellstoffwechsel und ist für das Wachstum, die Haut, die Insulinspeicherung und die Eiweißsynthese wichtig. Zudem unterstützt Zink den Transport von Vitamin A, ebenso unsere Geschmacksempfindung, Wundheilung, kardiovaskuläre Gesundheit, Spermienproduktion, Gehirnfunktionen und die embryonale Entwicklung. Darüber hinaus trägt es dazu bei, T-Lymphozyten im Körper zu aktivieren - die Zellen, die die Immunreaktionen kontrollieren und regulieren und infizierte oder karzinogene Zellen angreifen.

Zusammenfassung

Der menschliche Organismus benötigt eine Vielzahl unterschiedlicher Nährstoffe, um optimal zu funktionieren. Die sechs Hauptnährstoffe - Kohlenhydrate, Fette, Protein, Vitamine, Mineralstoffe und Wasser - liefern dem Körper Energie, fördern das Zellwachstum, unterstützen die Organfunktionen und sorgen für ein stabiles Immunsystem. Sie tragen dazu bei, dass Ihr Blut seine Aufgaben erfüllt und Ihr Kreislauf gut funktioniert, und Ihr Blut revanchiert sich dafür, indem es diese Nährstoffe dorthin transportiert, wo sie benötigt werden. Es hilft bei der Beseitigung bestimmter unerwünschter Nebenprodukte des Nährstoff-Metabolismus (Metabolismus bedeutet Stoffwechsel) und sorgt ganz allgemein tagtäglich für Ihre Gesundheit und Ihr Wohlbefinden. Wenn Sie verstanden haben, wie sich Makro- und Mikronährstoffe auf Ihr Wohlbefinden auswirken, werden Sie einsehen, wie wichtig die Zusammenstellung Ihrer Lebensmittel ist, und Ihren Speiseplan auf den Prüfstand stellen.

Kapitel 5 – Essen Sie sich gesund! Von der klugen Wahl Ihrer Lebensmittel

Alles, was Sie tagtäglich essen und trinken, hat große Auswirkung auf Ihr Blut und damit auf Ihre Gesundheit. Eine wohlüberlegte Auswahl an Lebensmitteln fördert Ihre Gesundheit, eine schlechte Auswahl kann krank machen. Auch wenn Lebensstil und genetische Veranlagung das Erkrankungsrisiko beeinflussen, sind vier der zehn Hauptursachen für eine tödliche Erkrankung in den USA mit der Ernährung in Zusammenhang gebracht worden, darunter die drei häufigsten Todesursachen - Herzerkrankungen, Krebs und Schlaganfall - wie auch Typ-2-Diabetes. Zusammengenommen gehen in den USA 60 Prozent der über zwei Millionen Todesfälle pro Jahr auf diese vier Erkrankungen zurück. Eine ähnliche Statistik lässt sich weltweit finden, denn auch in Schwellenländern zeigt sich allmählich der gleiche Anstieg dieser Zivilisationskrankheiten.[1]

Die Ernährung und vier der häufigsten schweren Erkrankungen

Es gibt einige ernährungsbedingte Risikofaktoren, die meist bei allen der vier oben genannten chronischen Erkrankungen auftreten. Das sind der übermäßige Konsum von gesättigten Fetten oder Transfetten, zu viel Alkohol, zu wenige Ballaststoffe und zu wenige Vitamine und Mineralstoffe. Im Folgenden wollen wir die zahlreichen gut erforschten Verbindungen zwischen unserer Ernährung und diesen vier chronischen Erkrankungen näher betrachten.

Herzerkrankungen

Eine Herzerkrankung wird gewöhnlich von einer Atherosklerose in den Koronararterien, die den Herzmuskel mit Blut versorgen, verursacht. Wie in Kapitel 2 (→ Seite 40 ff.) erörtert, verengen sich bei Atherosklerose die Arterien aufgrund einer Ablagerung von Cholesterin und anderen Lipiden und Stoffen - auch als Plaque bezeichnet - im Inneren dieser Blutgefäße. Wenn Plaques die Koronararterie so weit verengen, dass das Blut diesen Weg nur noch eingeschränkt passieren kann und der Herzmuskel mangelhaft mit Sauerstoff versorgt wird, entwickelt sich eine sogenannte Angina pectoris. Dabei verspürt der Patient Schmerzen und Druck in der Herzgegend. Wenn der Blutfluss signifikant verringert oder abgeschnitten wird, kommt es schlussendlich zu einem Herzinfarkt. Die Kost, die Atherosklerose fördert, wird als atherogene Diät bezeichnet. Der hohe Anteil an gesättigten Fetten, Transfetten und Cholesterin sowie der geringe Anteil an Obst und Gemüse erhöhen das gefährliche LDL-Cholesterin. Umgekehrt kann ein Speiseplan mit viel Obst, Gemüse und Vollkornprodukten das Risiko einer Herzerkrankung senken. Das ist wahrscheinlich auch auf den Verzehr spezifischer Nährstoffe in einer solchen Ernährung zurückzuführen, darunter Omega-3-Fettsäuren und andere Antioxidantien.[2]

Beachten Sie, dass Vollkornprodukte zu dem reduzierten Risiko einer Herzerkrankung beitragen. Einer der Gründe dürfte darin liegen, dass Vollkorn wie auch Obst und Gemüse reich an Ballaststoffen ist. Diese tragen dazu bei, die Resorption von Cholesterin, das zur Plaque-Ansammlung in den Arterien beiträgt, zu verringern.[3]

Viele Studien haben gezeigt, dass die industriell verarbeiteten, kalorienreichen, nährstoffarmen Lebensmittel, die momentan in den USA bevorzugt werden, Blutzucker und Blutfett nach den Mahlzeiten dramatisch nach oben schießen lassen.[4] Solche Anstiege führen zu oxidativem Stress, der nach einer Mahlzeit proportional zu den Erhöhungen von Blutzucker und Fett zunimmt. Dadurch werden atherogene Veränderungen im Körper ausgelöst, darunter Entzündungen, Beeinträchtigungen der Auskleidung von Blutgefäßen, Hyperkoagulabilität (»dickes Blut«) und zentralnervöse Hyperaktivität. Diese Anstiege könnte man auch als unabhängige Anzeichen für zukünftige kardiovaskuläre Krisen betrachten. Die gute Nachricht lautet: Sie können sie reduzieren, indem Sie Ihre Ernährung verbessern.

Eine Ernährung, die reich an möglichst naturbelassenen, ballaststoffreichen, pflanzenbasierten Lebensmitteln ist, also viel Gemüse, Obst, Vollkornprodukte, Hülsenfrüchte und Nüsse umfasst, senkt die nach einer Mahlzeit erfolgenden Anstiege von Blutzucker und Fett deutlich und trägt somit dazu bei, die mit einem solchen Anstieg einhergehenden schädlichen atherogenen Auswirkungen auf die Blutgefäße zu vermeiden. Experimentelle und epidemiologische Untersuchungen haben gezeigt, dass Ernährungsgewohnheiten, wie sie in der Mittelmeerküche oder der Okinawa-Diät (die Ernährungsweise, die auf der japanischen Insel Okinawa vorherrscht und viele Hundertjährige hervorbringt: wenig Fett und Fleisch, kaum Zucker und verarbeitete Nahrungsmittel) zu finden sind, Entzündungen und das kardiovaskuläre Risiko verringern. Deshalb sollte eine solche entzündungshemmende Diät für die primäre und sekundäre Vorbeugung von Herzerkrankungen wie auch von Typ-2-Diabetes in Betracht gezogen werden.[5]

Krebs

Bei Krebs kommt es zu einem Wachstum von malignem (bösartigem) Gewebe. Es gibt viele Formen von Krebs, oder, um genau zu sein, viele Typen malignen Wachstums. Diese Krebsarten haben unterschiedliche Eigenschaften, treten in unterschiedlichen Körperregionen auf, entwickeln sich unterschiedlich und müssen unterschiedlich behandelt werden.

Krebs entsteht durch Mutationen der Gene, die die Zellteilung in einer einzelnen Zelle kontrollieren. Diese Mutationen können Zellwachstum fördern oder den Zelltod verhindern. Die betroffenen Zellen verlieren ihre natürliche Fähigkeit, der Zellteilung Einhalt zu gebieten, und bringen Tochterzellen mit denselben genetischen Defekten hervor. Diese unnatürliche Zellmasse, der Tumor, wächst und kann die Funktionen des normalen Gewebes in der Umgebung stören. Manche Tumorzellen metastasieren, d.h. sie verbreiten sich auf eine oder weitere Regionen im Körper.

Für Krebs kann es verschiedene Ursachen geben, darunter genetische, umweltbedingte und solche, die mit dem Lebensstil und der Ernährung zusammenhängen. Diese Faktoren können die zelluläre DNA-Struktur, die Funktion oder die Reparatur verändern und zu den oben erwähnten Mutationen führen.

Bis zu einem Drittel aller Krebsfälle hängt aller Wahrscheinlichkeit nach mit der Ernährung zusammen. Auch die Chemikalien, die in unseren Lebensmitteln vorhanden sind, können zum Krebsrisiko beitragen. So sind manche Pestizide in hohen Dosen karzinogen. Man kann sie jedoch vermeiden, wenn man sich hauptsächlich von biologisch erzeugten Lebensmitteln ernährt.

In vielen Studien wurde aufgezeigt, dass Menschen, die viel Vollkornnahrung zu sich nehmen, ein geringeres Risiko haben, diverse Arten von Krebs zu entwickeln, als solche, die kaum Vollkornprodukte essen. Das betrifft Krebserkrankungen in Mundhöhle, Rachenraum, Kehlkopf, Speiseröhre, Dickdarm, Magen, Leber, Gallenblase, Brust, Eierstöcke, Prostata, Blase, Nieren und Schilddrüse sowie das Non-Hodgkin-Lymphom.[6 7]

Ein Expertenausschuss des World Cancer Research Fund und des American Institute for Cancer Research untersuchte die Ergebnisse Hunderter Studien, um die Auswirkungen von Ernährung und Bewegung auf die Vorbeugung von Krebs herauszufinden. In Bezug auf Obst und Gemüse zogen sie folgende Schlüsse:[8]

- Nicht stärkehaltiges Gemüse wie Brokkoli, Rosenkohl und Kohl bieten in unterschiedlichem Ausmaß Schutz vor Krebs im Mund, Nasenrachenraum, Rachen, Kehlkopf, Speiseröhre, Magen, Lunge, Dickdarm, Eierstöcke und Gebärmutterschleimhaut.
- Knoblauch und Zwiebeln schützen vor Magen- und Dickdarmkrebs.
- Karotten bieten Schutz vor Gebärmutterhalskrebs.
- Hülsenfrüchte, darunter Soja und Sojaprodukte, schützen vor Magen- und Prostatakrebs.

- Viele Obstsorten schützen vor Krebs in Mund, Rachen, Kehlkopf, Speiseröhre, Lunge, Magen, Nasenrachenraum, Bauchspeicheldrüse, Leber und Dickdarm.
- Obst- und Gemüsefamilien teilen Inhaltsstoffe, die von besonders großem gesundheitlichen Nutzen sein können. So enthalten zum Beispiel Kreuzblütengewächse wie Brokkoli, Blumenkohl, Weiß- und Rotkohl, Rosenkohl, Pak Choi und Grünkohl wertvolle Senföle (Glucosinulate und ihre Metaboliten Isothiocyanate und Indole). Diese Inhaltsstoffe werden mit einer Senkung des Krebsrisikos vor allem im Zusammenhang mit Mundhöhle, Rachen, Kehlkopf, Speiseröhre und Magen in Zusammenhang gebracht.[9]

Schlaganfall

Zu einem Schlaganfall kommt es im Wesentlichen aus denselben Gründen wie beim Herzinfarkt, doch beim Schlaganfall ist der Blutfluss ins Gehirn und nicht ins Herz behindert. Viel Obst, Gemüse und Vollkornprodukte wirken wohl auch hier präventiv.[10] Studien haben ergeben, dass die mediterrane Ernährung das Schlaganfallrisiko erheblich senken kann[11] (→ Seite 138 f.).

Im Allgemeinen enthält eine gesunde Ernährung Obst, Gemüse, Fisch und Vollkornprodukte und gesunde Fettsäuren. Dies trifft vor allem auf die mediterrane Diät zu. Der Mayo Clinic zufolge sollten bei dieser Ernährungsweise auf dem Speiseplan stehen:[12]

- Reichlich Obst und Gemüse
- Gesunde Fette, wie in Oliven- und Rapsöl
- Kleine Portionen Nüsse
- Rotwein in kleinen Mengen

- Sehr wenig rotes Fleisch
- Regelmäßig Fisch

In Griechenland zum Beispiel werden täglich verhältnismäßig wenig rotes Fleisch und etwa neun Portionen Obst und Gemüse, die reich an Antioxidantien sind, verzehrt. Eine solche Ernährung senkt den Wert des oxidierten LDL-Cholesterins im Blut, welches eher als andere Cholesterintypen dazu neigt, sich zu akkumulieren und Ablagerungen in den Arterien zu bilden.[13]

Diabetes

Epidemiologische Studien haben gezeigt, dass eine hohe Zufuhr von Kohlenhydraten aus raffiniertem Getreide und Kartoffeln mit einem erhöhten Risiko des Typ-2-Diabetes und der koronaren Herzerkrankung einhergeht.[14] Der Verzehr von Vollkornprodukten war in diesen Studien nicht auf ähnliche Weise belastet. Warum ist das so? Die Antwort hat vermutlich mit dem glykämischen Index (GI) zu tun.

Der glykämische Index ist ein Maß zur Bestimmung der Wirkung eines kohlenhydrathaltigen Lebensmittels auf den Blutzuckerspiegel. Er sagt aus, wie schnell ein Lebensmittel den Blutzuckerspiegel ansteigen lässt. Ein Lebensmittel mit einem niedrigen GI führt nur zu einem geringen Anstieg, eines mit einem hohen GI treibt den Blutzuckerspiegel in die Höhe. Solche dramatischen Anstiege erhöhen das Diabetes-Risiko. Der glykämische Effekt eines Lebensmittels wird von seinem Ballaststoffgehalt beeinflusst. Getreidebasierte Lebensmittel mit einem hohen Anteil von Ballaststoffen können den glykämischen Index eher senken als ballaststoffarme Produkte aus raffiniertem

Getreide. Ballaststoffe führen dazu, dass Nahrung im Verdauungstrakt langsamer aufgespalten wird. In der Folge wird die Geschwindigkeit der Resorption von Zucker gesenkt, und deshalb steigt auch der Blutzuckerspiegel langsamer an. Produkte aus raffiniertem Getreide, zum Beispiel Weißbrot und weiße Nudeln, werden rasch aufgespalten und setzen ihren Zucker rasch frei, sodass der Blutzuckerwert stark ansteigt.

Der GI-Wert eines Lebensmittels wird auch durch die Zubereitung (→ Seite 134 f.) und durch andere Lebensmittel, die zusammen damit verzehrt werden, beeinflusst.[15] So verlangsamte auch hier eine Kost, die überwiegend aus minimal verarbeiteten, pflanzenbasierten Lebensmitteln mit einem hohen Ballaststoffanteil besteht, also Obst, Gemüse, Vollkornprodukte, Hülsenfrüchte und Nüsse, den Anstieg von Zucker und Fett nach der Mahlzeit im Blut. Sie senkt auch das Entzündungsrisiko und kann damit dazu beitragen, Typ-2-Diabetes zu verhindern.[16] Diese Vermutung wurde durch Studien bekräftigt, in denen eine Verbindung zwischen einer an Lebensmitteln mit einem hohen GI reichen Ernährungsweise und dem Risiko von Typ-2-Diabetes aufgezeigt wurde. Wer also viel Gemüse und Vollkornprodukte und wenig raffiniertes Getreide, Saccharose und Fruktose zu sich nimmt, beugt aktiv dem Typ-2-Diabetes vor.[17]

Getreide

Getreide wie Mais, Gerste, Hafer, Reis, Roggen und Weizen bergen viele gesunde Inhaltsstoffe, darunter Ballaststoffe, B-Vitamine (Thiamin bzw. B_1, Riboflavin bzw. B_2, Niacin bzw. B_3,

Folsäure bzw. B_9) und Mineralstoffe (Eisen, Magnesium und Selen). Abgesehen davon, dass sie den Anstieg des Blutzuckerwertes reduzieren, helfen Ballaststoffe aus Getreide auch, den Cholesterinspiegel und damit das Risiko einer Herzerkrankung zu senken. Sie sind wichtig für eine gesunde Verdauung und beugen Verstopfung vor. B-Vitamine kurbeln die Freisetzung von Energie aus Protein, Fett und Kohlenhydraten an. Das in Getreide enthaltene Eisen wird benötigt, um Sauerstoff im Blut zu transportieren. Magnesium stärkt die Knochen und wird zur Freisetzung von Energie aus den Muskeln gebraucht. Selen ist wichtig für ein gesundes Immunsystem. Je nach individuellem Kalorienbedarf wird der Verzehr von 90 bis 240 g Getreide am Tag empfohlen.[18, 19]

Vollkornmehl versus Weißmehl

Vollkorngetreide sollte aus gesundheitlichen Gründen raffiniertem Getreide vorgezogen werden. Um den Grund dafür zu verstehen, stellen Sie sich einmal ein Weizenkorn vor. Das Korn besteht aus drei wesentlichen Teilen: der Frucht- und Samenschale als äußere Umhüllung (Kleie), dem Keimling sowie dem Mehlkörper. Jeder dieser Teile birgt bestimmte Nährstoffe und trägt zum Gesamtnährwert des Korns bei.

Frucht- und Samenschale enthalten hauptsächlich Ballaststoffe, aber auch Mineralstoffe (Eisen, Magnesium, Phosphor, Zink, Kupfer, Mangan, Selen) und sogar einige Vitamine (B_1, B_2, B_3, B_5, B_6).[20] Der Keimling ist der Teil, aus dem eine neue Pflanze sprießt. Er enthält viele der Vitamine und Mineralstoffe, die in der Kleie vorhanden sind, und außerdem noch Folsäure (Vitamin B_9) und Eiweiß.[21] Der Mehlkörper liefert dem Keimling

Nährstoffe und besteht hauptsächlich aus stärkehaltigen Kohlenhydraten und vergleichsweise wenigen Mineralstoffen und Vitaminen.[22]

Ein Vollkornmehlprodukt wird aus Mehl hergestellt, das aus dem ganzen Korn mit seinen drei Schichten gemahlen worden ist. Dieses Mehl enthält also alle natürlich enthaltenen Nährstoffe des ganzen Korns. Mehl aus raffiniertem Weizen unterscheidet sich davon drastisch. Ein solches Mehl, das Weißmehl, wird aus Körnern gemahlen, bei denen die Außenschichten und der Keim entfernt worden sind. Oft wird dieses Mehl auch noch gebleicht, um es weißer aussehen zu lassen und um die Bindequalitäten des glutenhaltigen Eiweißes (»Klebereiweiß«) zu steigern.

Leider senkt dieser Verarbeitungsprozess den Proteingehalt des Mehls um ca. 19 Prozent und die Ballaststoffe um ganze 80 Prozent. Auch die ursprünglich vorhandenen Mineralstoffe und Vitamine gehen zum Großteil verloren.

Obst

Mit »Obst« werden normalerweise die fleischigen, samenenthaltenden Früchte einer Pflanze bezeichnet, die süß oder sauer sein und im Rohzustand verzehrt werden können, also etwa Äpfel, Bananen, Trauben, Zitronen, Orangen und Erdbeeren. Obst ist eine wichtige Ballaststoffquelle und bietet unterschiedliche Nährstoffe, darunter Kalium, Vitamin C und Vitamin B_9 (Folsäure). Diese Nährstoffe tragen wesentlich zur Gesundheit und Aufrechterhaltung des menschlichen Organismus bei. Das im

Obst enthaltene Kalium kann das Risiko von Herzerkrankungen, Schlaganfall oder Nierensteinen senken. Außerdem trägt es dazu bei, dass im Alter die Knochenmasse möglichst stabil bleibt. Folsäure unterstützt die Bildung von roten Blutkörperchen. Vor allem im ersten Drittel einer Schwangerschaft sollten Frauen unbedingt auf eine ausreichende Zufuhr achten; denn Folsäure trägt auch dazu bei, dass sich beim Embryo das Neuralrohr schließt und damit einer Spina-bifida-Erkrankung vorgebeugt wird. Obst wie Blaubeeren, Zitrusfrüchte, Cranberrys und Erdbeeren enthalten weitere Stoffe, deren gesundheitlicher Nutzen gerade untersucht wird.

Viel Obst auf dem Speiseplan kann das Risiko eines Schlaganfalls, einer kardiovaskulären Erkrankung und eines Typ-2-Diabetes senken. Auch vor gewissen Krebserkrankungen kann es schützen. Weitere chemische Inhaltsstoffe einer Pflanze, die sogenannten sekundären Pflanzenstoffe, werden zunehmend identifiziert. Je nach Kalorienbedarf wird empfohlen, eine bis zweieinhalb Tassen Obst pro Tag zu verzehren[23] [24] (zum Vergleich: Die WHO empfiehlt bis zu fünf Portionen Obst und Gemüse am Tag).

Gemüse

Der Verzehr von genügend Obst und Gemüse kann das Risiko vieler chronischer Erkrankungen senken. Gemüse ist ein wichtiger Bestandteil einer gesunden Ernährung und liefert viele wertvolle Nährstoffe, darunter Kalium, Ballaststoffe, Folsäure, die Vitamine A, E und C. Kalium unterstützt die Regulierung des

Blutdrucks, Ballaststoffe aus Gemüse senken den Cholesterinspiegel und damit auch das Risiko einer Herzgefäßerkrankung. Wie bereits im Abschnitt »Obst« erwähnt, hilft Folsäure dem Körper, rote Blutkörperchen zu bilden, und vor allem Schwangere sollten auf ausreichende Versorgung mit Folsäure im ersten Drittel der Schwangerschaft achten (→ Seite 123). Der Mensch braucht die im Gemüse enthaltenen Nährstoffe, um gesund zu bleiben. Gemüse wie Brokkoli, Spinat, Tomaten und Knoblauch birgt einen zusätzlichen gesundheitlichen Nutzen, weshalb manche Gemüsesorten auch als »Superfood« bezeichnet werden.

Kurzum: Viel Gemüse auf dem Speiseplan kann das Risiko von Schlaganfall, Krebs, Herzerkrankungen und Typ-2-Diabetes reduzieren. Empfohlen werden ein bis vier Tassen Gemüse täglich[25] (zum Vergleich, → Empfehlung der WHO beim Obst und Gemüse, Seite 123).

Eiweißreiche Lebensmittel

Fleisch, Geflügel, Fisch, Hülsenfrüchte, Eier, Nüsse und Samen liefern dem Blut viele Nährstoffe und sind wichtiger Bestandteil eines gesunden Speiseplans. In diesen Lebensmitteln sind nicht nur Eiweiß, sondern auch viele B-Vitamine (B_1, B_2, B_3 und B_{12}) sowie Vitamin E, Magnesium, Zink und Eisen enthalten. Die Proteine in Fleisch, Hülsenfrüchten und Nüssen dienen als Baustoffe für Knochen, Muskeln, Sehnen, Haut und Blut und stehen in Verbindung mit vielen Enzymen und Hormonen. B-Vitamine in dieser Nahrungsgruppe unterstützen eine Reihe von körperlichen Funktionen. Sie helfen dem Körper, Energie freizusetzen und

Gewebe aufzubauen. Vitamin B_{12} wird für gesundes Blut benötigt und kann nur aus tierischen Produkten aufgenommen werden. Wenn Sie sich vegan ernähren, also keinerlei tierische Produkte essen, sollten Sie eventuell B_{12} als Nahrungsergänzungsmittel zu sich nehmen, auch wenn viele vegane Produkte mit B_{12} angereichert sind. Nüsse und Samen sind hervorragende Quellen für essenzielle Fettsäuren und Vitamin E. Je nach Kalorienbedarf sollte man 46 bis 56 g Eiweiß pro Tag zu sich nehmen.[26]

Fleisch

Im Allgemeinen hat rotes Fleisch (Rind, Schwein, Lamm) mehr Cholesterin und gesättigtes Fett als andere Eiweißquellen wie Geflügel, Fisch oder Hülsenfrüchte. Cholesterin und gesättigtes Fett können den Cholesterinspiegel im Blut steigern und Herzerkrankungen Vorschub leisten. Geflügel und Fisch haben weniger gesättigtes Fett als die meisten roten Fleischsorten. Die ungesättigten Fette in Fisch wie Lachs haben sogar gesundheitliche Vorteile. Omega-3-Fettsäuren, die in Fisch und einigen pflanzlichen Quellen auftreten, können das Risiko einer kardiovaskulären Erkrankung senken.

Das soll nicht heißen, dass Sie überhaupt kein rotes Fleisch essen sollten. Allerdings sollte man es nur in begrenzter Menge zu sich nehmen. Die American Heart Association empfiehlt, den Gesamtverzehr von magerem Fleisch, Geflügel ohne Haut und Fisch auf unter 170 g pro Tag zu beschränken. Fisch sollte mindestens zweimal pro Woche auf dem Speiseplan stehen, besonders Fisch mit einem hohen Anteil an Omega-3-Fettsäure wie Lachs, Forelle und Hering.[27] Für einen reibungslosen Blutkreislauf sollte man die Menge von gesättigtem Fett und

Cholesterin in Fleisch senken, indem man mageres Fleisch wählt. Ein mageres Stück Fleisch stammt meist aus der Lende oder wird als Filet bezeichnet. Entfernen Sie vor der Zubereitung so viel Fett wie möglich, gießen Sie das geschmolzene Fett nach der Zubereitung ab. Nicht zuletzt sollte man sich für gesündere Zubereitungsmethoden entscheiden (→ Seite 134 f.).

Hülsenfrüchte

Hülsenfrüchte sind die essbaren Früchte oder Samen von Pflanzen aus der Familie der Hülsenfrüchtler oder Leguminosen. Dazu gehören Erbsen, Bohnen, Kichererbsen, Linsen, Sojabohnen und Erdnüsse. Hülsenfrüchte sind reich an Eiweiß, Ballaststoffen, Kohlenhydraten und Mineralstoffen. 100 g gekochte Kichererbsen enthalten 18 Prozent der pro Tag empfohlenen Eiweißmenge, 30 Prozent der empfohlenen Ballaststoffe, 43 Prozent der empfohlenen Folsäure und 52 Prozent des empfohlenen Mangans. Wie andere pflanzliche Lebensmittel enthalten Hülsenfrüchte kein Cholesterin und wenig Fett oder Natrium.[28] Außerdem sind sie reich an Stärke, die erst von Bakterien im Dickdarm abgebaut und in kurzkettige Fettsäuren aufgespalten wird. Diese dient den Darmzellen als wichtigste Energiequelle.[29] Der regelmäßige Verzehr von Hülsenfrüchten soll Vegetarier vor dem metabolischen Syndrom, auch als Prädiabetes bekannt, bewahren.[30]

Nüsse und Samen

Nüsse haben zwar einen hohen Fett- und Kaloriengehalt, doch das in ihnen enthaltene Fett ist ungesättigt und dadurch positiv für die Herzgesundheit. Außerdem enthalten sie Eiweiß, Ballaststoffe, Antioxidantien und sogenannte Phytosterole, die dazu beitragen können, das LDL-Cholesterin im Blut zu senken. Es hat sich mittlerweile gezeigt, dass etwa eine Handvoll Nüsse auf dem täglichen Speiseplan eine Gewichtszunahme tatsächlich verhindern und möglicherweise sogar eine Abnahme fördern kann, solange man die gesamte Kalorienzufuhr im Blick behält. Eiweiß, Ballaststoffe und Fett in Nüssen unterstützen das Sättigungsgefühl, sodass man vielleicht weniger isst. Menschen, die Nüsse zu sich nehmen, scheinen auch ein geringeres Typ-2-Diabetes-Risiko zu haben als solche, die kaum Nüsse essen.[31]

Milchprodukte

Ein Glas Milch enthält drei der vier Nährstoffe, die die meisten Amerikaner laut United States Departement of Agriculture (USDA) nicht in ausreichendem Maß zu sich nehmen: Kalzium, Vitamin D und Kalium. Deshalb wird empfohlen, dass Erwachsene täglich zwei Portionen fettarmer oder fettfreier Milchprodukte verzehren. Dazu gehören neben Milch auch Käse, Joghurt und Speiseeis. Folgende Mengen entsprechen einer Portion Milchprodukt:

- 1 Tasse Milch (1 Prozent Fett oder Magermilch)
- 1 Tasse Joghurt (mager oder fettfrei)
- 55 g Käse (mager oder fettfrei)

Milchprodukte mit geringem oder gar keinem Fettanteil besitzen ebenso viel Geschmack und Textur wie solche aus Vollmilch, sie weisen bloß einen geringeren Anteil gesättigter Fette auf.[32] Wer es einmal mit solchen Milchprodukten versuchen will, sollte zum Müsli Milch mit 1 Prozent Fettgehalt oder Magermilch nehmen, dem fettfreien Joghurt ein paar frische Erdbeeren hinzufügen, Pizza mit Mozzarella aus Mager- oder fettfreier Milch zubereiten und den Salat mit Mager- oder fettfreiem Feta anreichern.

Die meisten Menschen assoziieren mit Milch zu Recht »Aufbau gesunder Knochen«. Unser Organismus verwendet vielerlei Nährstoffe, um Knochenstärke zu fördern. Milch und andere Milchprodukte liefern dabei eine Reihe von knochenaufbauenden Nährstoffen, darunter Kalzium, Vitamin D, Eiweiß, Phosphor, Magnesium, Kalium, Vitamin B_{12} und Zink.

Nicht zuletzt sind Milchprodukte integraler Bestandteil von DASH (Dietary Approaches to Stop Hypertension - Diätempfehlungen gegen Bluthochdruck). Es hat sich gezeigt, dass diese Diät, die neben drei Tagesrationen mager- oder fettfreier Milchprodukte, also Milch, Joghurt oder Käse, acht bis zehn Portionen Obst und Gemüse beinhaltet, das Risiko von Herzerkrankung oder Schlaganfall senkt.[33] [34]

Laktoseintoleranz

Nicht jeder verträgt Milchprodukte problemlos. Laktose, ein in der Milch auftretender Zucker, wird normalerweise von dem Enzym Laktase aufgespalten, das in den Schleimzellen des Dünndarms produziert wird. Bei Menschen, die Laktose nicht verdauen können, spricht man von Laktoseintoleranz.

Laktoseintoleranz im Erwachsenenalter wird von einer sinkenden Laktaseaktivität mit fortschreitendem Lebensalter verursacht. Wenn Menschen, die davon betroffen sind, Laktose enthaltende Milchprodukte verzehren, kann es meist dreißig Minuten bis zu zwei Stunden nach dem Verzehr zu Bauchschmerzen, Blähungen, Übelkeit und Durchfall kommen. Doch oft ist die Laktaseaktivität noch bis zu einem gewissen Grad vorhanden, weshalb laktosehaltige Produkte ein Stück weit verdaut werden können, ohne dass es zu Symptomen kommt. Oft wird Frischmilch schlecht vertragen, doch andere Milchprodukte wie Käse oder Joghurt können problemlos verzehrt werden. Bei der Herstellung solcher Produkte kommt es zu Fermentierungsprozessen, in denen ein Großteil des Milchzuckers aufgespalten wird.

Mittlerweile gibt es Milch, der Laktase beigefügt wurde. Man kann Kuhmilch aber auch durch einen Soja-, Hafer- oder anderen Pflanzendrink ersetzen.

Wasser

Wasser ist nicht nur der mengenmäßig am stärksten vorhandene Stoff im Körper (es macht bei einem Erwachsenen rund 60 bis 80 Prozent des Körpergewichts aus). Nahezu alle körperlichen Funktionen einschließlich Verdauung, Resorption, Blutkreislauf und Ausscheidung brauchen Wasser, um zu funktionieren (→ auch Seite 152 f.)

Wie viel Wasser braucht der Mensch?

Wir verlieren täglich Wasser, indem wir schwitzen, atmen und ausscheiden. Um all diese Funktionen aufrechtzuerhalten, muss der Wasservorrat durch Trinken und den Verzehr von Lebensmitteln, die Wasser enthalten, täglich aufgefüllt werden.

Wie viel Wasser braucht ein gesunder Erwachsener, der in einem gemäßigten Klima lebt, täglich im Durchschnitt? Eine weitverbreitete Faustregel lautet: bis zu drei Liter. Doch so viel muss es gar nicht sein. Allgemein empfohlen wird eine Flüssigkeitszufuhr von 30 bis 40 Milliliter pro Kilo Körpergewicht für Jugendliche und Erwachsene, also eine durchschnittliche Mindestmenge von 1,5 bis 2 Litern pro Tag, die aus Wasser und anderen Getränken stammt. Der Rest der benötigten Flüssigkeitszufuhr (ca. 20 Prozent) wird über feste Nahrung aufgenommen.

Kräuter und Gewürze

Nicht nur die Speisen und Getränke, die wir zu uns nehmen, können sich auf die Gesundheit des Blutes und das allgemeine Wohlbefinden auswirken, sondern auch die Kräuter und Gewürze, mit denen Sie Ihr Essen verfeinern.

So ist zum Beispiel Zimt dafür bekannt, den Blutzucker (bei Typ-2-Diabetes) zu senken; denn er unterstützt die Insulinempfänglichkeit, und außerdem besitzt er antioxidative Eigenschaften.

Ingwer ist als Verdauungshilfe anerkannt und kann auch als natürlicher Blutverdünner betrachtet werden, denn er fördert einen gesunden Blutdruck.

Kurkuma (Gelbwurz) ist das Gewürz, das dem Currypulver seine charakteristische gelbe Farbe verleiht, und enthält Kurkumin, das entzündungshemmende Eigenschaften hat und auch vor Krebs schützen soll. Außerdem fördert es die kardiovaskuläre Gesundheit, indem es Blutgerinnsel verhindert, bei der Regulierung des Blutdrucks hilft und das HDL-Cholesterin erhöht.

Scharfe Paprikasorten, etwa Cayennepfeffer, enthalten Capsaicin, dem nachgesagt wird, für die Herzkranzgefäße gesund zu sein. In Tierversuchen wurde nachgewiesen, dass Capsaicin Blutgefäße entspannen und den Blutdruck senken kann.

Studien haben ergeben, dass Rosmarin die Bildung von heterozyklischen Aminen (HCAs), die bei der Zubereitung von Fleisch unter hohen Temperaturen entstehen und als krebserregend gelten, verhindern kann. Außerdem kann dieses Gewürz die Tumorentwicklung aufhalten und Karzinogene daran hindern, sich mit der DNA zu verbinden.

Koriander hat einen hohen Gehalt an Betakarotin und kann das Risiko von kardiovaskulären Krankheiten wie auch von Prostatakrebs senken. Es wirkt immunsystemstärkend und trägt als Entgiftungsstoff dazu bei, Quecksilber aus dem Körper auszuscheiden.

Zu guter Letzt Basilikum, das Leber und Nieren hilft, unerwünschte Stoffe aus dem Körper auszuscheiden. Außerdem ist es ein Diuretikum, indem es die Urinproduktion anregt und auch dadurch die Ausscheidung schädlicher Substanzen fördert. Neben diesen Beispielen gibt es noch zahlreiche weitere Kräuter und Gewürze mit gesundheitlichem Nutzen. Deshalb sollte man beim Würzen ruhig mal auf Entdeckungsreise gehen.

Quellen von Mikronährstoffen

Mikronährstoffe sind in allen möglichen Nahrungsergänzungsmitteln zu finden, mit denen man Lücken in der Ernährung schließen und Mangelerscheinungen vorbeugen kann. Am besten ist es jedoch, sich auf altmodische Weise mit Vitaminen und Mineralstoffen zu versorgen, nämlich durch die »ganz normale« Ernährung, denn so wird der Körper dabei unterstützt, diese Substanzen richtig zu resorbieren und zu nutzen. Die komplexe Mischung von natürlichen Mikronährstoffen in einer obst- und gemüsereichen Ernährung ist, wie Studien herausgefunden haben, gesundheitsförderlicher als große Dosen einer kleinen Zahl von Mikronährstoffen.

Ernähren Sie sich abwechslungsreich mit vielen farbenkräftigen Zutaten, vor allem Gemüse und Obst, die voller Vitamine, Mineralstoffe und Antioxidantien stecken! So können Sie auch sicher sein, diverse Makronährstoffe – gesunde Fette, Kohlenhydrate und Proteine – zu sich zu nehmen.

Im Folgenden einige Nahrungsmittel, in denen besonders viele verschiedene Mikronährstoffe stecken:

- **Obst (vor allem Beeren):** Erdbeeren, Blaubeeren, Himbeeren, Melonen, Ananas, Äpfel, Birnen und Kiwis weisen viele Antioxidantien auf, etwa Flavonoide, die Vitamine A und C, Kalium und Ballaststoffe. Insbesondere Beeren sind gut fürs Gehirn und beugen Krebs vor. Sie haben einen hohen ORAC-Wert (Oxygen Radical Absorption Capacity). Dieser Wert drückt die

Fähigkeit eines Nahrungsmittels, freie Radikale zu resorbieren und zu eliminieren, aus. Viele Beeren, auch Blaubeeren, haben viel Quercetin. Dabei handelt es sich um einen flavonoiden Phytonährstoff, der Entzündungen bekämpft.

- **Blattgemüse:** Alle Arten von grünem Blattgemüse sind reich an Vitamin C, A, K, Folsäure und Magnesium. Gemüse wie Grünkohl, Blattkohl, Spinat, Pak Choi, Kohl und Romanasalat haben sehr wenige Kalorien und gehören zu den Nahrungsmitteln mit dem höchsten Gehalt an Nährstoffen.
- **Andere farbenfrohe Gemüse:** Rote Paprika, Brokkoli, Zucchini, Blumenkohl, grüne Paprika, Artischocken, Karotten, Spargel, Tomaten und Pilze sind hervorragende Quellen von Magnesium, Kalium, Vitamin A und C sowie Ballaststoffen. Im Grunde liefern alle Gemüsesorten Mikronährstoffe in moderatem bis hohem Maß.
- **Hülsenfrüchte:** Bohnen sind eine ausgezeichnete Ballaststoffquelle, sie nützen der Verdauung und kontrollieren den Cholesterinspiegel. Außerdem haben sie viel Kalzium, Mangan, Folsäure, Phosphor und Eisen.
- **Nüsse und Samen:** Wertvolle Omega-3-Fettsäuren und viele Ballaststoffe zeichnen Nüsse und Samen wie Chia, Flachs, Hanf, Mandeln und Walnüsse aus. Auch Antioxidantien wie Vitamin E und Mikronährstoffe wie Selen, Magnesium, Bor und Cholin kommen in Nüssen und Samen reichlich vor.
- **Tierische Produkte aus artgerechter Haltung und Wild/Fisch:** Leber, Meeresfrüchte aus nachhaltigem

Wildfang, Eier von frei laufenden Hühnern, Rindfleisch von Weiderindern und Geflügel aus Freilaufzüchtung sind hervorragende Quellen von Mikronährstoffen wie Eisen, B-Vitaminen, Vitamin A und Zink. Jedes tierische Protein hat andere Vorteile. So stecken zum Beispiel Hühner- oder Rinderleber voller Mikronährstoffe. Deshalb gelten sie vielerorts wegen ihres hohen Gehalts an B-Vitaminen, Eisen und Vitamin A sogar als »Superfood«. Auch Eier von Hühnern, die nicht im Käfig gehalten werden, weisen besonders viele Nährstoffe auf, darunter Cholin, Vitamin A und Vitamin E.

- **Getreide:** Alte Getreidesorten wie Quinoa, Reis, Amaranth, Hafer und Buchweizen liefern B-Vitamine sowie Mineralstoffe wie Mangan und Phosphor. Diese Getreidesorten können zwar Teil eines ausgewogenen Speiseplans sein, doch meiner Meinung nach erhält man mehr Mikronährstoffe und Ballaststoffe aus Gemüse und Obst.

Kochtechniken

Vielleicht wissen Sie ja bereits, dass nicht nur Lebensmittel, sondern auch die Art und Weise ihrer Zubereitung sich auf die Gesundheit des Körpers und des Blutes auswirken können. Unterschiedliche Zubereitungsarten können positive oder auch negative Effekte für Ihr Wohlbefinden haben.

Am bekanntesten ist vermutlich, dass Kochen zu einem Verlust von Nährstoffen in Obst und Gemüse führen kann.

Wasserlösliche Vitamine, darunter B und C, werden durch den Kochvorgang am ehesten zerstört, der Gehalt von fettlöslichen Vitaminen wie A, D und E hingegen leidet nicht so stark darunter. Kochen oder Dämpfen ist besser als Braten.

Vermutlich glauben Sie, dass ungekochtes Obst und Gemüse die meisten Vitamine und Mineralstoffe enthalten, doch manchmal erhöht sich beim Kochen tatsächlich die Menge an gesunden Inhaltsstoffen, denn dabei werden die dicken Zellwände vieler Pflanzen aufgebrochen und die Nährstoffe freigesetzt. So hat zum Beispiel eine gekochte Tomate einen viel höheren Gehalt an Lycopin als eine ungekochte.

Die Zubereitung beeinflusst auch den glykämischen Index eines Lebensmittels. Im Allgemeinen erhöht er sich schon allein dadurch, dass das Lebensmittel einfacher verdaut werden kann. Je länger man zum Beispiel Nudeln kocht, desto höher ist deren glykämischer Index. Bei gekochten Karotten verdoppelt sich der GI-Wert sogar. Wenn man bestimmten Speisen Fett, Ballaststoffe oder eine säurehaltige Substanz, etwa Zitronensaft oder Essig, beifügt, wird der glykämische Index gesenkt.

Wie bereits kurz angesprochen, setzt Kochen von Fleisch bei hohen Temperaturen schädliche Chemikalien - heterozyklische (aromatische) Amine (HAA) - frei. Beim Grillen oder Räuchern von Fleisch entstehen außerdem gefährliche Substanzen, die polyzyklischen aromatischen Kohlenwasserstoffe (PAK). Diese stehen im Ruf, entzündungsfördernd und krebserregend zu sein. Wenn man Fleisch schonend gart, bilden sich weniger HAA, und auch Rosmarin reduziert die Bildung von HAA. Wer Fleisch trotzdem räuchern oder grillen möchte, sollte es mit säurehaltigen Zutaten, etwa Zitronensaft oder Essig, marinieren. Dadurch wird die Bildung von PAK deutlich reduziert.

Biologischer Anbau

Nach Möglichkeit sollten Sie sich für Produkte entscheiden, die biologisch angebaut worden sind. Doch was bedeutet diese Bezeichnung eigentlich? Die Webseite des Amerikanischen Landwirtschaftsministeriums (USDA) beantwortet diese Frage folgendermaßen: »Biologische Produkte werden von Bauern angebaut, die Wert auf erneuerbare Ressourcen und die Erhaltung von Erde und Wasser legen, um die Qualität der Umwelt für zukünftige Generationen zu erhalten. Fleisch, Geflügel, Eier und Milchprodukte mit dem Gütesiegel ›Bio‹ stammen von Tieren, die nicht mit Antibiotika oder Wachstumshormonen behandelt worden sind. Bio-Produkte werden ohne den Einsatz von üblichen Pestiziden, von Dünger aus synthetischen Inhaltsstoffen oder Klärschlamm sowie von Biotechnologie und Ionisationsstrahlung angebaut. Bevor ein Produkt mit dem Gütesiegel ›Bio‹ versehen werden kann, muss ein staatlich geprüfter Gutachter die Farm inspizieren, auf der die Produkte angebaut werden, und sich vergewissern, dass der Farmer alle Regeln befolgt, die nötig sind, um dem USDA-Standard zu entsprechen. Auch Betriebe, die biologisch angebaute Lebensmittel vertreiben oder weiterverarbeiten, bevor sie in den Supermarkt gelangen, müssen sich zertifizieren lassen.«[35]

Warum sind biologisch angebaute Produkte gesünder als konventionell angebaute? 2002 präsentierte Dr. Erik Steen Kristensen vom Dänischen Forschungszentrum für Biologischen Anbau auf dem 14th International Federation of Organic Agricultural Movements Congress in Victoria, Canada, Daten zur Lebensmittelsicherheit aus biologischer Perspektive.[36] Dr. Kristensen wies auf eine Reihe von Gründen hin, warum biologischen

Produkten der Vorzug gegeben werden sollte. Unter anderem brachte er BSE, die Bovine Spongiforme Enzephalopathie (den sogenannten Rinderwahnsinn), zur Sprache. Diese neurodegenerative Erkrankung ist für Rinder tödlich und kann auch auf Menschen übertragen werden, die infiziertes Fleisch verzehrt haben. Nachforschungen ergaben, dass sich Tiere durch Futter angesteckt hatten, das aus zermahlenen tierischen Abfallprodukten bestand. Bei biologischer Tierhaltung werden andere Futtermittel verwendet.

Ein weiterer Grund, sich für biologische Produkte zu entscheiden, ist der hohe Gehalt an Pestiziden, Antibiotika und Zusätzen in konventionellen Produkten. Außerdem weisen diverse Studien darauf hin, dass biologisch angebaute Produkte einen höheren Gehalt an Vitamin C,[37 38] einen niedrigeren Nitratgehalt (geringeres karzinogenes Potenzial),[39] einen höheren Phenolgehalt (Schutz vor Krebs und kardiovaskulären Erkrankungen),[40] einen niedrigeren Gehalt an Schwermetallen[41] sowie einen niedrigeren oder gar keinen Gehalt an Zusatzstoffen (weniger auf den Verzehr folgende Lebensmittelintoleranz und karzinogenes Potenzial)[42] aufweisen.

In ähnlicher Weise fand man heraus, dass Fleisch von Tieren aus Biohaltung einen höheren Gehalt an konjugierter Linolsäure (CLA) (Schutz vor Krebs und Atherosklerose),[43] an Vitamin C,[44] an fettlöslichen Vitaminen[45] sowie an Omega-3-Fettsäuren,[46] jedoch keine Mykotoxine, d.h. Schimmelpilzgifte, (weniger Probleme für Leber, Nieren und das Nervensystem)[47] und einen niedrigeren Wert an Arzneimittelrückständen[48] aufweist. Studien zeigen eine höhere Fruchtbarkeit und eine niedrigere Morbiditätsrate bei Tieren, die mit Futter aus biologischem Anbau ernährt werden.[49 50]

Die Auswirkungen bekannter Diäten auf die Gesundheit

Low-Carb/High-Protein Diet (Atkins-Diät)

Diese Diätform, nach ihrem Erfinder Robert Atkins auch als Atkins-Diät bekannt, beinhaltet nicht nur eine Reduktion von Kohlenhydraten und viel Eiweiß, sondern auch relativ viele Fette. Man sollte zum Teil auch deshalb weniger Kohlenhydrate zu sich nehmen, lautet diese Theorie, damit der Stoffwechsel nicht von zu viel Glukose, also Zucker, belastet wird. Dr. Atkins wies darauf hin, dass der Körper regelmäßig Insulin produziert, um überschüssige Kohlenhydrate in Fett zu verwandeln. Deshalb sollte seiner Meinung nach die Zufuhr von Kohlenhydraten stark eingeschränkt werden, um weitere Fettablagerungen zu vermeiden.[51] Eine Reihe wissenschaftlicher Untersuchungen bestätigte, dass man mit dieser Diät erfolgreich abnehmen kann,[52] [53] doch aufgrund des hohen Gehalts an gesättigten Fetten sollten Menschen mit hohem Risiko einer Herzerkrankung lieber die Finger davon lassen.

Die Mittelmeerdiät (→ auch Seite 96, 174 f.)

Die Mittelmeerdiät basiert auf Ernährungsgewohnheiten in mindestens sechzehn Ländern des Mittelmeerraums. Obwohl es viele Unterschiede in Kultur, ethnischem Hintergrund, Religion, Wirtschaft und Landwirtschaft gibt, die in diesen Bevölkerungsgruppen zu unterschiedlichen Nahrungsaufnahmen führen, gibt es trotzdem ein mediterranes Ernährungsmuster:

1. Viel Obst und Gemüse, Brot und andere Getreideprodukte, Kartoffeln, Hülsenfrüchte, Nüsse und Samen
2. Olivenöl als wichtige einfach ungesättigte Fettquelle
3. Milchprodukte, Fisch und Geflügel in geringer bis mäßiger Menge, wenig rotes Fleisch
4. Maximal viermal pro Woche Eier
5. Wein in geringer bis mäßiger Menge

Insofern weist diese Diät einen niedrigen GI-Wert und ein ausgewogenes Verhältnis von Fetten auf. Mit der Mittelmeerdiät sinken die Mortalitätsrate und die Fälle von tödlichen wie auch nicht tödlichen Herzinfarkten, und sie schützt vor koronaren Herzkrankheiten.[54] [55] Außerdem trägt sie zu einem stabilen Blutzuckerspiegel bei.[56]

Pflanzenbasierte Ernährung

Auch wenn diese Ernährungsweise manchmal schwer zu befolgen ist, enthält eine rein vegane Ernährung weniger Lebensmittel, die eine Steigerung des Blutzucker- und Insulinspiegels hervorrufen, als die meisten anderen Ernährungsweisen.[57] Fallstudien weisen darauf hin, dass Diabetiker, deren Speiseplan eine größere Menge von rein veganen Gerichten aufwies, ihren Insulinbedarf senken konnten. Einem Patienten war es sogar gelungen, seinen Insulinbedarf von 60 Einheiten täglich auf 15 Einheiten zu senken. Außerdem senkt ein Speiseplan, der aus veganen Produkten mit einer geringen Kalorien- und Eiweißzufuhr besteht, langfristig das Risiko einer kardiovaskulären Erkrankung.[58] Dies beinhaltet einen niedrigeren BMI, eine niedrigere Plasmakonzentration von Lipiden, Lipoproteinen, Glukose,

Insulin und C-reaktivem Protein sowie einen niedrigeren Blutdruck (sowohl systolisch als auch diastolisch).

In einer siebzehn Jahre dauernden Beobachtungsstudie von Vegetariern und anderen Menschen, die sich gesundheitsbewusst ernähren, wurden ebenfalls langfristige gesundheitliche Vorteile aufgezeigt. Die Ergebnisse zeigten, dass ein täglicher Verzehr von frischem Obst mit einer signifikant gesenkten Sterblichkeit durch ischämische Herzerkrankungen und zerebrovaskuläre Erkrankungen oder eine Kombination dieser Ursachen einherging.[59] Die in diese Studie einbezogenen Menschen wiesen insgesamt etwa die Hälfte der Mortalitätsrate der Gesamtbevölkerung auf.

In einer zwölfwöchigen Studie an Menschen, die sich rein vegan ernährten, konnte auch eine Verbesserung der mentalen und emotionalen Lebensqualität gezeigt werden.[60]

Zusammenfassung

Verglichen mit nahezu allen anderen Aspekten Ihres Alltags hat das, was Sie essen, die größte Auswirkung auf Ihr Blut und damit auch Ihr Wohlbefinden. Von den zehn führenden Todesursachen in den USA haben vier (Herzerkrankung, Krebs, Schlaganfall und Typ-2-Diabetes) mit Ernährung zu tun. Ein optimaler Speiseplan, um gesund zu bleiben und Erkrankungen in den Griff zu bekommen, beinhaltet ein ausgewogenes Verhältnis zwischen Getreide, Obst, Gemüse, proteinreicher Nahrung, Milchprodukten mit einem geringen oder gar keinem Fettgehalt und Wasser.

Kapitel 6 – Sauerstoff und Blut

Der menschliche Organismus braucht Nahrung, Flüssigkeit und Sauerstoff. Sauerstoff hat eine ganz besondere Bedeutung, denn mit seiner Hilfe kann die Zelle Energie aus den Nährstoffbestandteilen, die dem Körper zugeführt werden, freisetzen. Ohne Sauerstoff wäre der Körper nicht in der Lage, unsere Nahrung in den Brennstoff zu verwandeln, den er zu seiner Erhaltung braucht. Durch die chemische Reaktion der Oxidation verwandelt Sauerstoff Nahrung und Flüssigkeit in Energie. Sauerstoff ist verantwortlich für Muskelkontraktionen, Gehirnfunktionen und zur Beruhigung der Nerven. Er trägt sogar dazu bei, Zellen zu reparieren.

Bei diesen Prozessen entsteht Kohlendioxid als Stoffwechselendprodukt. Die Lunge nimmt Sauerstoff aus der Atemluft auf und liefert ihn an das Blut weiter, und sie ermöglicht es dem Körper auch, Kohlendioxid auszuscheiden. Der Körper sendet ständig Signale ans Gehirn, die diesem den Sauerstoff- und Kohlendioxidspiegel im Blut mitteilen. Basierend auf dieser Information sendet das Gehirn wiederum Signale an die Muskeln, welche die Atemfrequenz entsprechend regulieren und wenn nötig steigern, um eine Akkumulation von Kohlendioxid im Blutkreislauf zu vermeiden. In diesem Kapitel wollen wir erörtern, wie wichtig ein ausgewogener Sauerstoffgehalt des Blutes für Gesundheit und Wohlergehen ist. Zunächst überlegen wir noch einmal, wie das Blut den Sauerstoff durch den Körper transportiert.

Der Sauerstofftransport

Sauerstoff gelangt über das Blut in den ganzen Körper. Wie bereits erwähnt, besteht Blut aus Plasma und festen Elementen, den roten Blutkörperchen, weißen Blutkörperchen und Blutplättchen. Für den Sauerstofftransport sind die roten Blutkörperchen unerlässlich. Sie werden im Knochenmark gebildet und enthalten Hämoglobin, den Stoff, der ihnen ihre Farbe verleiht und der auch für den Transport des Sauerstoffs zuständig ist. Die Sauerstoffmoleküle verbinden sich mit dem Hämoglobin, wenn das Blut durch die Lunge strömt und der eingeatmete Sauerstoff durch die dünnen Kapillarwände in den Blutkreislauf gelangt.

Wenn sich Sauerstoff an Hämoglobin gebunden hat, gelangt das sauerstoffreiche Blut aus der Lunge ins Herz. Dort wird dieses Blut durch die Arterien gepumpt. Das so angereicherte Blut liefert den Zellen den Sauerstoff, den sie benötigen. Das nun sauerstoffarme und kohlendioxidreiche Blut strömt zur Lunge zurück, gibt Kohlendioxid ab und nimmt wieder frischen Sauerstoff auf. Kohlendioxid wird beim Ausatmen ausgeschieden.

Hämoglobin transportiert auch Stickstoffmonoxid, ein im Körper produziertes Gas, bei dessen Freisetzung es zur sogenannten Vasodilation kommt, einer Vergrößerung des Blutgefäßdurchmessers. Dadurch erhöht sich der Blutfluss, und damit wird auch die Sauerstoffabgabe an die Zellen in der Nähe des freigesetzten Stickstoffmonoxids unterstützt.[1]

Die Bedeutung von Sauerstoff

Im menschlichen Organismus findet sich eine Vielzahl chemischer Elemente. Sechs davon sind in großer Menge vorhanden und machen über 98 Prozent des Körpergewichts aus. Es handelt sich um Sauerstoff, Kohlenstoff, Wasserstoff, Stickstoff, Kalzium und Phosphor. Den Löwenanteil beansprucht dabei der Sauerstoff, er umfasst 61 Prozent des Körpergewichts.[2] Der Mensch kann etliche Wochen ohne Nahrung und ein paar Tage ohne Wasser überleben, doch ohne Sauerstoff schafft er es nur wenige Minuten.

Wie bereits erwähnt, spielt Sauerstoff eine entscheidende Rolle bei der Verwandlung von Nährstoffen in Energie. Wie in Kapitel 4 (→ Seite 84 ff.) erklärt, werden die in der Nahrung enthaltenen Kohlenhydrate, Fettsäuren und Eiweiße im Organismus allmählich aufgespalten und dann in den Zellen oxidiert. Dieser Vorgang führt zur Freisetzung von Energie aus den Makronährstoffen und der Produktion von ATP-Molekülen, welche diese Energie binden und dazu beitragen, dass sie zu den Zellen transportiert werden kann. Außerdem werden so Kohlendioxid und Wasser freigesetzt. Nichts davon könnte ohne Sauerstoff geschehen.

Da Sauerstoff zugleich Bestandteil des Wassermoleküls (H_2O) ist, ragt seine Bedeutung für das Funktionieren unseres Organismus natürlich ganz besonders heraus. Unsere Zellen bestehen zu 70 bis 90 Prozent aus Wasser, und ohne Wasser und seine Fähigkeit, Wasserstoffverbindungen einzugehen, wäre Leben vermutlich gar nicht möglich. Da der hohe Wasseranteil einen ebenso großen Sauerstoffanteil impliziert, wird die enorme Bedeutung des Sauerstoffs für unseren Organismus klar.

Die dunkle Seite des Sauerstoffs

Wenn die Zellen mithilfe von Sauerstoff Energie produzieren, entstehen freie Radikale infolge der Produktion von ATP (Adenosintriphosphat) durch die Mitochondrien, die hauptsächlichen Produzenten chemischer Energie in den Zellen. Diese freien Radikale umfassen die reaktive Sauerstoffspezies (ROS – freie Radikale auf Sauerstoffbasis) und die reaktive Stickstoffspezies (RNS – freie Radikale auf Stickstoffbasis). In hoher Konzentration verursachen sie oxidativen Stress, einen schädlichen Prozess, der die Zellstrukturen schädigen kann.[3] Einige Studien haben aufgezeigt, dass die meisten degenerativen Erkrankungen, von denen die Menschheit heute betroffen ist, in den Schäden wurzeln, die von freien Radikalen herrühren.[4,5] Diese Erkrankungen umfassen kardiovaskuläre und neurodegenerative Erkrankungen, Krebs, Gelenkentzündungen, Asthma, Typ-2-Diabetes, Demenz, degenerative Augenerkrankungen, Autoimmunerkrankungen und sogar den Alterungsprozess selbst. Deshalb ist es so wichtig, dem Körper ausreichende Mengen Antioxidantien zuzuführen, die viel in Obst und Gemüse zu finden sind und dazu beitragen, die Auswirkungen der freien Radikalen zu reduzieren und den von ihnen verursachten oxidativen Stress abzumildern.

Hypoxämie und Hypoxie

Ein niedriger Sauerstoffspiegel im arteriellen Blut führt zu Hypoxämie, ein niedriger Sauerstoffspiegel im Gewebe zur Hypoxie. Hypoxämie kann Hypoxie verursachen, doch es kann auch zu Hypoxie kommen, wenn der Transport des Sauerstoffs im Blut zu bestimmten Körperbereichen eingeschränkt ist.

Obwohl der ganze Organismus Sauerstoff benötigt, sind Gehirn und Herz von einer eingeschränkten Sauerstoffzufuhr besonders betroffen. Wie bereits erwähnt, kann schon ein wenige Minuten dauernder Sauerstoffmangel tödlich sein. Es gibt viele Faktoren, die einen niedrigen Sauerstoffspiegel im Blut verursachen können, z.B. Höhenluft, Erkrankungen der Atemwege, pH-Wert, Anämie, Ermattung, Stress und Stoffwechselkrankheiten. Jede dieser Formen kann unter einem allgemeinen Untertyp von Hypoxie kategorisiert werden.[6]

Hypoxämische Hypoxie

Dieser Subtyp der Hypoxie wird durch mangelnden Sauerstoffgehalt im arteriellen Blut verursacht. Der Mangel tritt auf, wenn zu wenig Sauerstoff in die Lunge und damit ins Blut gelangt. Das kann der Fall sein bei Asthma oder Lungenerkrankungen, aber auch bei Aufenthalten in Höhenlagen, denn dort ist der Sauerstoffgehalt in der Luft verringert. Auch während des Ertrinkens kommt es zur hypoxämischem Hypoxie.

Höhenlagen können sich tatsächlich deutlich auf die Sauerstoffaufnahme des Blutes auswirken. Auf Höhe des Meeresspiegels nimmt das Blut bis zu 98 Prozent Sauerstoff auf. Schon in einer Höhe von 1500 Metern sinkt dieser Wert auf 95 Prozent, bei 3000 Metern liegt er bei 90 Prozent. Zu einer milden Hypoxämie kommt es bereits, wenn die Sauerstoffaufnahme bei 90 bis 94 Prozent liegt. Bei über 3000 Höhenmetern gelingt es Ihnen vielleicht nicht, sich an die mangelnde Sauerstoffzufuhr anzupassen, und der Sauerstoffgehalt Ihres Blutes könnte gefährlich sinken. Von einer moderaten Hypoxämie spricht man, wenn die Sauerstoffaufnahme des Blutes auf 89 bis 75 Prozent absinkt, von einer schweren Hypoxämie bei Werten unter 75 Prozent. Hier kann es dann zu Bewusstlosigkeit und sogar zu einer Schädigung des Gehirns kommen.

Gewisse Faktoren können die Fähigkeit Ihres Körpers, sich auf veränderte Höhenmeter einzustellen, beeinflussen, darunter die Einnahme von Medikamenten wie Aspirin, von Nitrit oder Sulfat, die falsche oder unzureichende Ernährung, mangelnde körperliche Fitness, ein angegriffener emotionaler Zustand, die chronisch obstruktive Lungenerkrankung (COPD), der entsprechende Grundumsatz Ihres Körpers (BMR), Fieber, eine niedrige Körpertemperatur und der unausgeglichene pH-Wert (also die aus dem Ruder gelaufene Säure-Basen-Balance) Ihres Blutes.

Ein niedriger pH-Wert (sauer) erschwert es dem Hämoglobin im Blut, Sauerstoff zu binden, erleichtert es ihm jedoch, gebundenen Sauerstoff im Gewebe freizusetzen. Umgekehrt erleichtert ein hoher pH-Wert (basisch) dem Hämoglobin, Sauerstoff aufzunehmen, erschwert es ihm jedoch, ihn im Gewebe freizusetzen.[7]

Physiologische Höhe

Einige Faktoren, die nichts mit dem Luftdruck zu tun haben, können eine Reaktion hervorrufen, als würde man sich in der Höhe befinden, selbst wenn das gar nicht der Fall ist. Es kann zu einem Zustand kommen, der als »physiologische Höhe« bekannt ist. Diese Faktoren sind zum Beispiel:[8]

- **Rauchen:** Drei Zigaretten in rascher Folge oder ein- bis eineinhalb Schachteln Zigaretten am Tag können eine physiologische Höhe von rund 600 Metern hervorrufen.
- **Alkohol:** 28 g Alkohol können eine physiologische Höhe von rund 600 Metern hervorrufen.
- **Kaffee:** 5 Tassen Kaffee können eine physiologische Höhe von über 750 Metern hervorrufen.

Mit anderen Worten: Manchmal muss man gar keinen Berg erklimmen, um sich wie nach einer anstrengenden Bergtour zu fühlen.

Anämische Hypoxie

Bei der anämischen Hypoxie gelangt zwar genügend Sauerstoff in die Lunge, doch das Blut kann nicht ausreichend viel Sauerstoff aufnehmen, und in der Folge gelangt nicht genügend Sauerstoff ins Gewebe. Diese Form der Hypoxie kann durch eine Anämie, also eine verminderte Erythrozytenzahl und dadurch eine gesenkte Hämoglobinkonzentration, verursacht werden, was zu einer Verminderung des Sauerstofftransports im Blut führt. Zur Anämie kann es aufgrund von Eisenmangel im Blut kommen, der meist von mangelnder Eisenzufuhr, einer schlechten Resorption von Eisen aus den Nährstoffen oder von Blutverlust herrührt.

Auch bei einer Kohlenmonoxidvergiftung ist die Bindung von Sauerstoff an Hämoglobin eingeschränkt. Kohlenmonoxid verdrängt den Sauerstoff vom Hämoglobin, weil es eine weitaus größere Affinität zu dem roten Blutfarbstoff besitzt. Das Hämoglobin im Blut wird also viel leichter von Kohlenmonoxid gesättigt als von Sauerstoff. So kann schon ein sehr niedriger Kohlenmonoxidgehalt in der Luft die Menge des Sauerstoffs, der dem Gewebe zur Verfügung steht, entscheidend mindern.[9]

Auch bei einer Methämoglobinämie, also einem erhöhten Gehalt von Methämoglobin im Blut, kann es zu einer mangelnden Sauerstoffversorgung kommen. In diesem Zustand befindet sich zwar genügend Sauerstoff in den roten Blutkörperchen, doch ihre Fähigkeit, den Sauerstoff freizusetzen, ist eingeschränkt, sodass es zu einer anämischen Hypoxie kommt. Auch Medikamente wie Aspirin, Sulfonamide oder Nitrite können dazu führen.

Ischämische (stagnierende) Hypoxie

Bei der ischämischen Hypoxie ist die Sauerstoffkonzentration im Blut zwar ausreichend, doch der Blutfluss ist eingeschränkt, es liegt also eine Durchblutungsstörung vor. Herzinsuffizienz, vermindertes Blutvolumen, Stauung von Blut in den Venen oder mangelnde Vasodilation, also Erweiterung, der Blutgefäße kommen beispielsweise als Ursachen infrage. Diese Erweiterung wird durch eine Entspannung der glatten Gefäßmuskulatur in den Wänden der Gefäße hervorgerufen, vor allem in den großen Arterien, den kleinen Arteriolen und den großen Venen. Die Erweiterung dieser Blutgefäße führt zu einer Erhöhung des Blutflusses. Die eigentliche Funktion der Vasodilation besteht darin, den Blutfluss zu steigern, vor allem hin zu den Geweben, die es am meisten benötigen. Zur Erweiterung kommt es normalerweise, wenn das Gewebe Sauerstoff benötigt.[10] Bei einer mangelnden Vasodilation verlangsamt sich der Blutfluss und damit auch der Transport von Sauerstoff zum Gewebe.

Zytotoxische (histotoxische) Hypoxie

Diese Form der Hypoxie unterscheidet sich von den anderen, denn hier liegt kein Problem der Sauerstoffaufnahme oder des Sauerstofftransportes vor. Es kommt vielmehr dazu, wenn die Zellen des Gewebes den Sauerstoff, der ihnen geliefert worden ist, nicht aufnehmen oder nutzen können, die Zellatmung also beeinträchtigt ist. Eigentlich handelt es sich hier nicht um eine echte Hypoxie, denn der Sauerstoffspiegel im Gewebe kann normal oder sogar leicht erhöht sein. Verursacht wird eine histotoxische Hypoxie meist durch eine Vergiftung, etwa durch Blausäure, aber auch durch den Missbrauch bestimmter Schlafmittel oder Alkohol. Blausäure führt zu einer histotoxischen Anämie, indem sie die notwendige Reaktion für die Sauerstoffverwertung in den Zellen blockiert. Es kann durchaus genügend Sauerstoff vorhanden sein, doch wenn die Zellen durch Blausäure vergiftet worden sind, können sie ihn einfach nicht verwerten. Auch von Schlafmitteln weiß man längst, dass sie die Sauerstoffaufnahme behindern können.[11] Der Konsum von Alkohol verändert die Durchlässigkeit der Zellen.

Erhöhung des Sauerstoffspiegels

Jährlich sterben weltweit etwa 1,5 Millionen Menschen an Herzerkrankungen. Wenn der Herzmuskel nicht genügend Sauerstoff erhält, kommt es zu einem Herzinfarkt.[12] Häufig haben wir nicht genügend Sauerstoff im Körper, um die täglichen Funktionen unserer inneren und äußeren Organe optimal zu unterstützen. Wir brauchen also mehr Sauerstoff. Doch woher nehmen wir ihn?

Man kann nur wenige Minuten ohne Sauerstoff überleben, weil die Zellen eine ausreichende Menge an Sauerstoff nur sehr kurz speichern können. Deshalb muss dem Körper ständig Sauerstoff von außen zugeführt werden. Zum Glück gibt es diverse Möglichkeiten, den Sauerstoffgehalt im Blut und damit die Gesundheit zu steigern. Im Folgenden ein paar einfache, natürliche Methoden zur Steigerung des Sauerstoffspiegels, zur Unterstützung des Kreislaufs und zur Verbesserung der Fähigkeit des Körpers, Sauerstoff zu resorbieren und zu nutzen.

In Bewegung bleiben

Regelmäßige Bewegung hilft, den Sauerstoffspiegel zu erhöhen. Beim Sport wird die Atemfrequenz erhöht und vertieft. Je intensiver man Sport treibt, desto besser kann die Lunge Sauerstoff aufnehmen. Selbst ein paar kleine Übungen können die Lungenkapazität erhöhen, doch um sicherzugehen, dass das Blut optimal mit Sauerstoff gesättigt wird, sollte man regelmäßige, auch moderate Bewegung in den Alltag integrieren. Vermeiden Sie, zu lange zu sitzen, versuchen Sie, alle paar Stunden aufzustehen und die Beine auszustrecken. Schon allein das Aufstehen hilft!

Wenn Sie moderat Sport treiben, verbrennt Ihr Körper Sauerstoff schneller als üblich. Dabei steigt der Kohlendioxidspiegel im Körper an, und in der Folge sendet das Gehirn Signale aus, die Atemfrequenz zu steigern, damit mehr Sauerstoff in den Körper gelangt. Lunge und Herz bemühen sich daraufhin, mehr Sauerstoff aufzunehmen und zu transportieren. Von Bewegung können auch Menschen profitieren, deren Sauerstoffspiegel aufgrund einer Lungenerkrankung niedrig ist.

Machen Sie vermehrt aerobe Übungen, denn dabei erhöht sich die Herz- und Atemfrequenz, ohne dass der Körper auch bei länger anhaltender Dauer überstrapaziert wird – im Gegensatz zu anaeroben Übungen, bei denen man rasch außer Atem gerät. Aerobe Sportarten sind sämtliche Ausdauersportarten wie Laufen, Jogging, Bergsteigen, Schwimmen, Tanzen und Fahrradfahren.

Abgesehen davon, dass ein solches Training den Sauerstoffspiegel steigert, unterstützt es auch das Lymphsystem, das dafür zuständig ist, Abfall- und andere toxische Produkte aus dem Körper zu entfernen. Eine sitzende Lebensweise ist schädlich für das Lymphsystem, weil dieses dann nicht pumpen muss, um Lymphe durch den Körper zu schicken, wie es das Herz mit dem Blut macht. Das Lymphsystem verlässt sich auf Schwerkraft und Bewegung, um die Lymphe zirkulieren zu lassen.

Wenn Sie nicht in Form sind, sollten Sie es langsam angehen lassen, bis Sie einen moderaten Level erreicht haben. Übertreiben Sie es nicht. Fangen Sie mit zehn bis fünfzehn Minuten leichter aerober Übungen drei- bis viermal die Woche an, und steigern Sie dieses Programm auf mindestens dreißig Minuten moderater aerober Übungen täglich. Es dauert eine Weile, bis man sich richtig fit fühlt, also lassen Sie sich ruhig Zeit. Stecken Sie sich Fitnessziele, die Sie allmählich steigern sollten.

Suchen Sie sich einen Sportpartner aus Ihrem Bekanntenkreis. Es hilft, wenn man sich gegenseitig unterstützt und ermutigt, denn gemeinsam fällt die Trainingsroutine leichter. Wenn Sie in schlechter Stadtluft leben und gern draußen Sport treiben, sollten Sie das im Grünen tun. Grünblättrige Pflanzen filtern einige der Luftschadstoffe und liefern Ihnen einen höheren Sauerstoffspiegel.

Frische Luft in Ihren vier Wänden

Wenn die Luft in Ihrer Wohnung stickig ist, mangelt es an Sauerstoff. Zwar gibt es dank der modernen Bauweise meistens keine Probleme mehr mit Zugluft, doch die Kehrseite klingt nicht viel besser: Die Raumluft ist häufig abgestanden. Am einfachsten ist es in einem solchen Fall, die Fenster aufzureißen und frische Luft hereinströmen zu lassen. Bäume und Sträucher in der Nähe Ihres Hauses erhöhen die Sauerstoffmenge.

Wenn Sie in einer Gegend mit viel Smog leben, wäre die Anschaffung eines Luftfiltersystems eine Überlegung wert. Gasdämpfe und andere Emissionen bergen Chemikalien, die die Fähigkeit Ihres Körpers, Sauerstoff aufzunehmen und zu transportieren, schädigen können. Vermeiden Sie nach Möglichkeit Gegenden, zum Beispiel Straßen mit viel Staupotenzial, wo solche Umweltgifte in der Luft liegen. Wenn Sie in der Stadt leben, ist das eine echte Herausforderung. Pflanzen Sie Bäume und Sträucher, wenn Sie einen Garten haben, und besorgen Sie sich ein paar Zimmerpflanzen. Pflanzen nehmen bekanntermaßen Kohlendioxid auf und setzen Sauerstoff frei. Ein paar Zimmerpflanzen erhöhen den Sauerstoffgehalt in der Raumluft.

Trinken Sie mehr Wasser

Die chemische Formel für Wasser lautet H_2O. Immer zwei Wasserstoffatome (H) und ein Sauerstoffatom (O) sind zu einem Wassermolekül verbunden. Wenn Sie mehr Wasser trinken, erhöhen Sie auch den Sauerstoff in Ihrem Körper. Abgesehen davon unterstützt das Wasser den Transport von Blut und anderen Körperflüssigkeiten, indem es bei der Zellatmung und der Entfernung von Giftstoffen aus dem Körper hilft.

Wer nicht nur Wasser trinken möchte, kann sich frische Obst- und Gemüsesäfte oder Smoothies machen und dem Körper dadurch auch Vitamine und Mineralstoffe zuführen. Allerdings sollte man es mit den süßen Säften nicht übertreiben, da deren enormer Zuckergehalt den Säurespiegel im Körper erhöht und so wiederum den Sauerstoffgehalt mindert.

Ernähren Sie sich gesund

Mehr grünes Blattgemüse wie Grünkohl oder Spinat, aber auch Gemüse ganz allgemein, wie Brokkoli und Sellerie, steigert den Sauerstoffgehalt im Blut, weil es viel Sauerstoff aufweist. Außerdem ist Gemüse allgemein basisch, und eine eher basisch ausgerichtete Ernährung kann den Sauerstoffspiegel im Körper steigern. Günstig ist es zudem, weniger hoch verarbeitete und weniger tierische Produkte zu essen. Auch Antioxidantien wie die Vitamine A, C und E sind in pflanzlicher Nahrung reichlich enthalten. Antioxidantien ermöglichen es dem Körper, den Sauerstoff effizienter zu nutzen, sodass er in einer optimalen Menge in den Blutstrom gelangt. Blaubeeren, Cranberrys, Erdbeeren, Kidneybohnen, Walnüsse und Pecannüsse sind besonders reich an Antioxidantien und sollten als Snack wie auch als Bestandteil einer vollwertigen Mahlzeit verzehrt werden.

Wie Sie mittlerweile wissen, hat Hämoglobin in den roten Blutkörperchen die Aufgabe, Sauerstoff zu binden und zum Gewebe zu transportieren. Für die Herstellung von Hämoglobin benötigt der Körper ausreichende Mengen Eisen. Deshalb ist Eisenmangel eine häufige Ursache für Anämie. Zum Glück gibt es viele eisenreiche Nahrungsmittel, mit denen Sie für einen gesunden Hämoglobinspiegel sorgen können.

Obwohl Fleisch einen relativ hohen Eisengehalt hat, muss man nicht bei jeder Mahlzeit einen Hamburger verzehren, um die Eisenmenge zu erhöhen. Und das sollte man auch nicht tun, denn tierische Produkte sind säurehaltig und können dem Körper sogar schaden, wenn man zu viele davon isst. Grünes Blattgemüse, Brokkoli, Linsen, schwarze Bohnen, Kidneybohnen, Cashewnüsse und Pistazien wie auch Sonnenblumenkerne wirken gegen Eisenmangel und steigern den Sauerstoffgehalt im Blut. Je nach Alter und Geschlecht benötigt der Mensch etwa 8 bis 18 mg Eisen täglich, um gegen eine Anämie gewappnet zu sein. In einer Tasse gekochter Kidneybohnen oder in 30 g Cashewnüssen befinden sich etwa 2 mg Eisen, in einer halben Tasse gekochter Linsen gut 3 mg. Wenn Sie eisenreiche Lebensmittel verzehren, sollten Sie diese mit solchen kombinieren, die einen hohen Vitamin-C-Gehalt aufweisen.

Essenzielle Fettsäuren steigern die Fähigkeit des Hämoglobins, Sauerstoff zu transportieren, erleichtern den Blutfluss und unterstützen den Stoffwechsel. Deshalb sollten Samen und Nüsse auf einem gesunden Speiseplan nicht fehlen, weil diese reich an essenziellen Fettsäuren sind. Gut beraten sind Sie mit Walnüssen, Kürbiskernen, Flachssamen, Hanfsamen und Chiasamen. Und zum Schluss noch ein Rat: Essen Sie eher salzarm!

Sauerstofftherapie

Eine Verletzung kann nicht heilen, wenn nicht eine ausreichende Menge von Sauerstoff via Blut das verletzte Gewebe erreicht. Bei Menschen mit Kreislaufproblemen kann Sauerstoff die beschädigten Bereiche nicht adäquat versorgen, sodass die natürlichen Heilkräfte des Körpers nicht richtig funktionieren.

Bei der Sauerstofftherapie wird dem Körper als Teil der medizinischen Versorgung Sauerstoff zugeführt. Diese Maßnahme wird bei chronischen und akuten Krankheiten angewandt. Seit Jahren erfolgt eine solche Behandlung als Erste-Hilfe-Maßnahme bei Tauchverletzungen. Krankenschwestern verabreichen ihren Patienten, wenn nötig, täglich Sauerstoff.

Eine Sauerstofftherapie erfolgt, um:

- die Rehabilitation nach einer Erkrankung zu beschleunigen,
- die Wundheilung zu beschleunigen und zur Normalisierung eines niedrigen Blutdrucks beizutragen,
- Bronchialasthma und Kurzatmigkeit signifikant zu verbessern,
- degenerative Augenerkrankungen signifikant zu bessern,
- Nebenwirkungen einer Krebstherapie zu lindern,
- das Immunsystem zur Krebsvorbeugung und gegen einen Krebsrückfall zu stabilisieren,
- Durchblutungsstörungen in den Extremitäten zu bessern,
- den Kreislauf allgemein zu stabilisieren,
- die Behandlung bestimmter Lebererkrankungen zu unterstützen,
- die Häufigkeit von Angina-Pectoris-Anfällen zu vermindern,
- Nebenwirkungen von Medikamenten zu senken und die gewünschte Wirkung zu erhöhen,
- Anfälligkeit gegenüber Krankheiten abzuschwächen,
- Sauerstoffreserven im Zusammenhang mit mangelnder Bewegung nach schwerer Krankheit zu erhöhen und
- Atemmuskeln bei Patienten mit Lungenemphysem zu kräftigen.

Je nach Erkrankung kann ein Sauerstoffgerät zu Hause oder ein tragbarer Sauerstoffkonzentrator nötig sein.

Die Atmung verbessern

Richtig zu atmen ist gar nicht so einfach! Es ist erwiesen, dass ein Absinken des Blutsauerstoffspiegels bei 20 Prozent der Betroffenen auf falsches Atmen zurückgeht.

Als Erstes sollte man auf eine gute Körperhaltung achten. Wenn Sie die Schultern einziehen, erschweren Sie Ihrem Körper die optimale Sauerstoffaufnahme. Versuchen Sie, aufrecht zu sitzen und mit gestrafften Schultern zu gehen, damit Sie mehr Sauerstoff einatmen können und dadurch den Sauerstoffspiegel im Blut erhöhen. Auch enge Kleidung kann die Atmung behindern. Besser ist lose sitzende Kleidung, sodass Sie mühelos ein- und ausatmen können.

Ujjayi-Atmung

Atemübungen – das sogenannte Pranayama ist die Zusammenführung von Körper und Geist durch die richtige Atmung –, sind ein wichtiger Bestandteil des Yoga. Ujjayi-Pranayama ist eine Form der Atemvertiefung, bei der man langsam durch die Nase atmet, während man versucht, den Kehlkopf ganz leicht zu verengen, wobei man mithilfe des Zwerchfells die Lunge bei jedem Atemzug komplett füllt. Die gesteigerte Sauerstoffaufnahme soll entspannend und kräftigend wirken.

»Ujjayi« ist ein Begriff aus dem Sanskrit und bedeutet übersetzt »siegreich«. Deshalb wird diese Atemmethode manchmal auch als »siegreicher Atem« bezeichnet – oder aber auch als »Ozeanatem« nach dem Geräusch der Atemluft, wenn sie durch die leicht verengte Passage

strömt. Wenn man diese Übung regelmäßig praktiziert und mit dem Zwerchfell die Länge der Atemzüge kontrolliert, wird mit der Zeit auch das Zwerchfell gestärkt und so die Lungenkapazität erhöht.
Die meisten Yoga-Atemübungen finden im Sitzen oder im Liegen statt, doch Ujjayi kann auch in Verbindung mit einer anderen Yogastellung geübt werden. Manche Stellungen fördern diese Atemtechnik sogar, etwa die Rumpfbeuge nach hinten, bei der die Wirbelsäule gedehnt wird, während sich die Lunge bei jedem Atemzug voll ausdehnen und wieder zusammenziehen kann. Dabei wird die Ausscheidung von Kohlendioxid, Milchsäure, Lymphe und anderer Abfallstoffe aus dem Körper unterstützt.

Eine flache Atmung senkt den Sauerstoffspiegel im Blut. Wenn man die Atemfrequenz erhöht, mag dies als gute Möglichkeit erscheinen, um auch die Sauerstoffzufuhr zu erhöhen, doch im Grunde erhöht man den Sauerstoffspiegel am ehesten durch langsames und tiefes Atmen. Man sollte etwa zwölf Atemzüge pro Minute anpeilen, mit dem Zwerchfell und nicht mit der Brustmuskulatur ein- und ausatmen und durch die Nase und nicht durch den Mund atmen. So kann man mehr Sauerstoff in der Lunge aufnehmen, und die gesamte Lungenkapazität wird ausgelastet. Ein tiefer Atem entspannt auch das Nervensystem und fördert die Verdauung.

Je häufiger Sie tiefes Atmen üben, desto besser wird Ihre Lunge funktionieren. Mit der Zeit nimmt die Lungenkapazität zu, und Blut und Körper werden wirksamer mit Sauerstoff angereichert. Zu den bekannten Nutzen einer guten Sauerstoffversorgung gehören Stressminderung und die Steigerung von Energie und Hirnfunktion.

Mehr lachen

Lachen hat auch physiologisch viele Vorteile. Wesentlich ist, dass sich beim Lachen der Sauerstoffspiegel im Körper erhöht, denn wer lacht, atmet größere Mengen an Luft ein als üblich. Darüber hinaus verbessert Lachen die Verdauung und regt den Lymphfluss durch den Körper an, sodass der Organismus sich besser seiner Abfallprodukte entledigen kann und das Immunsystem gestärkt wird.

Massagen

Massagen sind nicht nur entspannend, sie unterstützen auch den Blutkreislauf, sodass der Sauerstoff im Blut das Gewebe erreichen kann, das ihn am dringendsten benötigen. Daneben unterstützen Massagen auch den Lymphfluss und tragen dazu bei, dass Abfallprodukte aus dem Körper beseitigt werden.

Meditation und Beten

Während der Meditation atmet man normalerweise tief und konzentriert sich auf die Atmung. Dies kann sowohl die Sauerstoffaufnahme als auch die Stressminderung fördern. Auch tägliche Gebete, bei denen man zur Ruhe kommt, können die Sauerstoffaufnahme fördern. Selbst ruhig dazusitzen und langsam ein- und auszuatmen kann der Sauerstoffkonzentration im Blut dienlich sein.

Zigaretten, Alkohol und Drogen vermeiden

Wenn Sie die Sauerstoffmenge in Ihrem Blut erhöhen wollen, aber rauchen, sollten Sie sofort damit aufhören. Nehmen Sie Hilfsangebote wahr, wenn Sie es nicht allein schaffen. Rauchen senkt den Sauerstoffspiegel im Blut. Solange Sie rauchen, sind Methoden zur Steigerung der Sauerstoffmenge deutlich weniger wirksam als bei Nichtrauchern. Alkohol und Drogen können wegen der Mechanismen, durch die sie verstoffwechselt und aus dem Körper ausgeschieden werden, die Sauerstoffmenge im Blut negativ beeinflussen.

Zusammenfassung

Blut transportiert Sauerstoff. Hypoxie, ein Sauerstoffmangel im Körper, kann diverse Ursachen haben, von denen einige verhindert werden können. Es gibt zahlreiche Wege, um die Sauerstoffmenge, die man einatmet und resorbiert, zu steigern und damit den Sauerstoffspiegel im Blut zu erhöhen. Einfache Methoden: Fenster öffnen, lose Kleidung tragen, die Körperhaltung verbessern und lernen, richtig zu atmen. Sich gesünder zu ernähren und sich mehr zu bewegen, sind zunächst echte Herausforderungen, aber sobald Sie erste Erfolge spüren, werden Sie sich wünschen, schon viel früher damit angefangen zu haben. Sauerstofftherapie kann in chronischen wie in akuten Krankheitsfällen hilfreich sein, womit deutlich wird, wie viel Macht in dieser Substanz liegt. Jede Veränderung, die zu einer besseren Atmung und einer gesteigerten Sauerstoffkapazität in der Lunge führt, trägt auch zu Ihrem allgemeinen Wohlbefinden bei.

TEIL 3

ENTGIFTUNG

Im dritten Teil dieses Buches finden Sie eine umfassende Anleitung, wie Sie Ihr Wohlergehen selbst in die Hand nehmen und die Reinigung Ihres Körpers durch Ernährung und Fasten, Nahrungsergänzungsmittel und Komplementärtherapien unterstützen können. Das Kapitel 7 widmet sich detailliert dem Thema »Gesundes Blut durch richtige Ernährung«. In Kapitel 8 geht es um Nahrungsergänzungsmittel, die sich zur Unterstützung der unterschiedlichen Entgiftungssysteme im Körper, also Haut, Nieren, Leber und Darm, eignen. In Kapitel 9 werfen wir einen Blick auf Komplementärtherapien zur Förderung des Entgiftungsprozesses, darunter Sauna-, Hydro- und Massagetherapie, Chelattherapie und Meditation.

Kapitel 7 – Ernährung und Fasten zur Blutreinigung

Schlechte Ernährungsgewohnheiten - etwa zu viel Salz, Zucker, gesättigte Fette oder Kalorien - können nicht nur zu diversen chronischen Erkrankungen, darunter auch Typ-2-Diabetes und kardiovaskuläre Probleme, führen, sondern auch die Abwehr des Körpers gegenüber schädlichen Substanzen schwächen. Was Sie essen, kann helfen, Ihr Blut zu reinigen und Ihr Wohlergehen insgesamt zu fördern, es kann Ihren Körper aber auch zusätzlich belasten.[1] Wir alle wissen, dass gesunde Ernährung, darunter Gemüse und ausreichende Mengen Wasser, uns gesund erhalten kann, doch die meisten von uns verstehen nicht so recht, warum das eigentlich so ist. Im Folgenden ein paar Erläuterungen, inwiefern gesunde Ernährung dazu beitragen kann, die Gesundheit des Blutes und damit des ganzen Körpers aufrechtzuerhalten, und umgekehrt, wie eine ungesunde Ernährung verhindern kann, dass man sich wohlfühlt.

Risikofaktoren für die Ansammlung von Giftstoffen

Es gibt ein paar grundsätzliche Entscheidungen, wenn man Nahrungsmittel und Essgewohnheiten vermeiden will, die zu einer Ansammlung von Toxinen im Körper führen können.

Erstens: Möglichst wenig Fertigprodukte.

Zweitens: So oft wie möglich Bioprodukte, da konventionell angebaute Lebensmittel sehr wahrscheinlich Pestizide und andere schädliche Substanzen enthalten. (→ Seite 174 f.)

Drittens: Genügend Ballaststoffe, denn zu wenige können zu Verstopfung führen. Bestenfalls ist eine Verstopfung unangenehm, schlimmstenfalls und wenn sie länger anhält, kann sie zu einer mangelhaften Entgiftung und zur Entwicklung ernster Erkrankungen beitragen.

Verstopfung

Dem National Institute of Diabetes and Digestive Kidney Diseases (NIDDK) zufolge liegt eine Verstopfung vor, wenn Stuhlgang weniger als dreimal die Woche stattfindet. Andere meinen, dass es mindestens einmal täglich zur Stuhlentleerung kommen sollte, wieder andere, dass der Stuhl etwa zwei- bis dreimal täglich ausgeschieden werden sollte.[2] Einig ist man sich immerhin, dass Stuhlgang bei einer Verstopfung gewöhnlich hart, trocken, von kleiner Masse und schwierig auszuscheiden ist. Manche Menschen, die unter Verstopfung leiden, empfinden den Ausscheidungsvorgang schmerzhaft und leiden unter Völlegefühl und Aufgeblähtsein. Im Grunde liegt eine Verstopfung vor, wenn man unter mindestens zwei der folgenden drei Symptome leidet:[3]

- Anstrengung bei der Ausscheidung bei mehr als 25 Prozent der Fälle
- Harter Stuhlgang bei mehr als 25 Prozent der Fälle
- Unvollständige Ausscheidung häufiger als 25 Prozent der Fälle

Leider ist dieses Problem weitverbreitet. In den USA klagen über 4 Millionen Menschen über häufige Verstopfung. Über 2,5 Millionen Mal jährlich wird deshalb ein Arzt aufgesucht.

Der Stuhlgang bewegt sich zu langsam durch den Dickdarm, wenn die Peristaltik - die unwillkürlichen Bewegungen der Darmmuskeln, die den Darminhalt weiterbefördern - träge ist. Die Folge ist Verstopfung. Diese Darmträgheit ist meist durch einen Mangel an Ballaststoffen verursacht. Amerikaner verzehren täglich durchschnittlich 5 bis 14 g Ballaststoffe.[4] Das ist signifikant weniger, als vom Food and Nutrition Board of the Institute of Medicine geraten wird. Dort wird nämlich empfohlen, dass Männer bis 50 täglich 38 g Ballaststoffe verzehren, Frauen bis fünfzig täglich 25 g, Männer über fünfzig 30 g und Frauen über fünfzig 21 g.[5] (Zum Vergleich: Die Deutsche Gesellschaft für Ernährung, DGE, empfiehlt, täglich mindestens eine Menge von 30 g Ballaststoffen zu sich zu nehmen.)

Das NIDDK nennt außerdem folgende weitverbreitete Gründe für eine Verstopfung:[6]

- Missbrauch von Abführmitteln
- Bestimmte Erkrankungen inklusive Schlaganfall (am häufigsten)
- Veränderung im Alltag, etwa Schwangerschaft, Reisen
- Altern
- Chronische Darmprobleme
- Wassermangel
- Ignorieren des Stuhldrangs
- Reizdarm
- Mangel an körperlicher Aktivität (vor allem bei Senioren)
- Medikamente

- Milch
- Probleme mit Dickdarm und Rektum

Weitverbreitete gesundheitliche Auswirkungen von Verstopfung sind Hämorrhoiden, die als Folge der Anstrengung bei der Ausscheidung auftreten können, und Analfissuren – Risse in der Haut um den Anus –, wenn der harte Stuhl den Schließmuskel ausdehnt. Analfissuren können zu rektalen Blutungen führen, die als hellrote Streifen auf der Stuhloberfläche zu sehen sein können. Manchmal kommt es durch die Anstrengungen bei der Darmentleerung auch zu einem Rektumprolaps (Vorfall des Enddarms durch den Anus hindurch) und Schleimabsonderung aus dem Anus. Auch Stuhlimpaktionen können auftreten. Dabei staut sich harter Stuhl so fest im Dickdarm, dass eine normale Entleerung nicht mehr möglich ist. Am häufigsten tritt dies bei Kindern und Senioren auf.[7]

Darüber hinaus kann es infolge einer Verstopfung auch zu ernsthafteren Erkrankungen kommen, darunter einer pathologisch durchlässigen Darmwand. Dabei erhöht sich das Risiko, dass bestimmte Moleküle in den Blutkreislauf gelangen, die dort nicht hingehören, da die Darmschleimhaut Substanzen leicht durch sie hindurch in die Kapillaren und von dort aus in die Blutbahn gelangen lässt. Bei einer pathologisch durchlässigen Darmwand diffundieren auch schädliche Substanzen in die Blutbahn. Dieses Problem wird auch als »Leaky-Gut-Syndrom« bezeichnet.

Wenn bestimmte Proteinmoleküle und polypeptide Moleküle die normale Schleimhautbarriere, die den Darmtrakt auskleidet, passieren und sich im Blutkreislauf ansammeln, kann das Immunsystem sie erkennen und entzündliche Reaktionen auslösen.[8] Es gibt eine Reihe von Molekülen, die zu toxischen, hormonellen oder immunologischen Reaktionen führen können, wenn sie sich aufgrund der Darmpermeabilität in ausreichender Menge in der Blutbahn angesammelt haben.[9]

In einer klinischen Studie an siebenundfünfzig Patienten mit chronischer Verstopfung wurden auffällige Veränderungen der Darmdurchlässigkeit und der systemischen Immunreaktion festgestellt.[10] Wurden diese Patienten mit einem Abführmittel behandelt, normalisierte sich das Immunsystem wieder. Daraus schlossen die Autoren dieser Studie, dass die unerwünschten Veränderungen der Darmdurchlässigkeit und der Immunreaktion von Verstopfung verursacht worden waren.

Auch auf die Darmflora kann Verstopfung gravierende Auswirkungen haben. Die Darmflora ist die Gesamtheit der Mikroorganismen, die den Verdauungstrakt besiedeln. Unsere Darmflora kann eine Reihe von Substanzen produzieren - manche davon sind nützlich, zum Beispiel Substanzen, die das Immunsystem anregen,[11] andere schädlich, zum Beispiel Karzinogene und Substanzen, die das Tumorwachstum fördern.[12] Der Typus und die Menge dieser Substanzen werden vom Typus und der Quantität der Darmbakterien festgelegt.

Bei einer seltenen Darmentleerung ist es wahrscheinlicher, dass eine defekte Darmflora Schaden anrichtet. Der international anerkannte Facharzt Simon Mills, der sich intensiv mit alternativen Heilmethoden beschäftigt hat, schrieb: »Wenn der Stuhlgang doppelt so lange braucht, den Darm zu passieren, wie er das noch im präindustriellen Zeitalter getan hat, gibt es etwa doppelt so viele Gelegenheiten für eine toxische Fermentierung und Resorption.«[13] Mit anderen Worten: Aufgrund unserer modernen Ernährungsgewohnheiten hat sich die Zeit, die der menschliche Organismus braucht, um sich seiner Abfallprodukte zu entledigen, deutlich verlängert. Dadurch wird ein Milieu geschaffen, in dem Schadstoffe sich vermehren, was wiederum zu einer Schädigung der Funktionen des Immunsystems und zum Eindringen gefährlicher Substanzen in die Blutbahn führen kann.

Schädliche Wechselwirkungen

Abgesehen von den Gefahren einer Verstopfung muss man auch die Wechselwirkungen bedenken, die unterschiedliche Substanzen in der Blutbahn miteinander eingehen können. Einige davon können die Gesundheit beeinträchtigen und sollten nach Möglichkeit unbedingt vermieden werden. So, wie bestimmte Inhaltsstoffe von unterschiedlichen Medikamenten in der Blutbahn negativ miteinander interagieren können, gibt es auch bestimmte Nahrungsmittel, die die Wirkung von Medikamenten beeinflussen können.[14]

Ein prominentes Beispiel dafür ist die Grapefruit (und auch andere Zitrusfrüchte), die sich mit Dutzenden häufig verschriebener Arzneistoffe nur schlecht verträgt.[15] Bekanntermaßen hemmt Grapefruitsaft das Enzym Cytochrom P450 und beeinträchtigt insbesondere Phase-III-Proteine. Dadurch werden manche Arzneimittel nicht mehr resorbiert, und es kommt zu höheren Konzentrationen des Wirkstoffes als beabsichtigt. Das kann verheerende Folgen haben. Man sollte also auf keinen Fall ohne Rücksprache mit dem Arzt Tabletten mit einem Glas Grapefruitsaft (oder anderen Zitrusfrüchten) einnehmen.

Lebensmittel und Ernährungsgewohnheiten, die die Entgiftung fördern

Lebensmittel, die wichtige natürliche Substanzen liefern, helfen dem Körper, sich von unerwünschten Fremdstoffen und Nebenprodukten normaler physiologischer Prozesse zu befreien. Der Academy of Nutrition and Dietetics zufolge gibt es eine Reihe von Ernährungsentscheidungen, die gewährleisten, dass sich keine schädlichen Substanzen im Organismus ansammeln.[16]

Verstopfung lindern

Sie können einer Verstopfung vorbeugen oder sie lindern, wenn Sie mehr Ballaststoffe zu sich nehmen, denn diese lockern den Stuhlgang auf und vergrößern seine Masse, sodass die Passage durch den Dickdarm erleichtert wird.[17] Quellen dieser Ballaststoffe sind unter anderem Weizenkleie, Obst und Gemüse.[18] Auch auf ausreichende Wasserzufuhr sollte geachtet werden. So wird die Wirkung der Stuhlerweichung durch eine erhöhte Ballaststoffzufuhr maximiert.[19] Man sollte also zum gesteigerten Verzehr von Ballaststoffen täglich mindestens 1,8 Liter Flüssigkeit trinken, um eine Verstopfung zu verhindern oder zu behandeln.[20]

Die meisten Menschen mit einer geringfügigen Verstopfung brauchen kein Abführmittel. Wer seine Essgewohnheiten umgestellt hat und trotzdem noch an Verstopfung leidet, sollte mit seinem Arzt darüber sprechen, ob eine chronische Darmträgheit durch Abführmittel behoben werden kann.

Bewegung hilft gegen Verstopfung, denn dabei werden Atemfrequenz und Puls erhöht. Eine gesteigerte Atemfrequenz und Puls wiederum regen die Peristaltik an und sorgen so dafür, dass der Körper Fäkalien rascher ausscheiden kann.[21] Doch sportliche Aktivitäten senken nicht nur die Zeit, die die Nahrung braucht, um den Dickdarm zu passieren, sondern sie begrenzen damit auch die Wassermenge, die dem Stuhlgang entzogen wird. Dadurch beugen sie einem harten, trockenen Stuhlgang vor, der schwerer zu transportieren ist. Es hat sich gezeigt, dass Bewegung die Häufigkeit des Ausscheidungsvorgangs bei älteren Erwachsenen mit Verstopfung erhöht.[22]

Den Entgiftungsvorgang unterstützen

Ausreichende Flüssigkeitszufuhr sorgt nicht nur für eine Linderung der Verstopfung, sie unterstützt auch die anderen Entgiftungsmechanismen des Körpers. Dasselbe gilt für etwa fünf bis neun Portionen Obst und Gemüse täglich (zum Vergleich: Die WHO empfiehlt fünf Portionen Obst und Gemüse täglich). Außerdem sollte man dem Körper eine ausreichende Menge Eiweiß zuführen, das eine entscheidende Rolle bei der Aufrechterhaltung eines optimalen Glutathionspiegels spielt. Mit Glutathion in Verbindung stehende Enzyme sind für den Entgiftungsprozess überaus wichtig. Um herauszufinden, wie viel Protein (in Gramm) Sie täglich zu sich nehmen sollten, multiplizieren Sie Ihr Körpergewicht mit 0,8.[23]

Bestimmte Lebensmittel sind dafür bekannt, dass sie die Entgiftung fördern, sollten also nicht auf Ihrem Speiseplan fehlen. Dazu gehören Gemüse aus der Familie der Kreuzblütler (Kohl, Blumenkohl, Brokkoli etc.), Beeren, Artischocken, Knoblauch, Zwiebeln, Lauch, Gelbwurz und Mariendistel. Auch grüner Tee unterstützt die Entgiftungsmechanismen. Fermentierte Lebensmittel wie Kefir, Joghurt, Kimchi und Sauerkraut fördern eine probiotische Umgebung im Darm, die ebenso dazu beiträgt, dass der Körper mit schädlichen Substanzen besser zurechtkommt. Wenn Sie das Gefühl haben, es fehlt Ihnen etwas in Ihrem Speiseplan, sollten Sie vielleicht auch ein Multivitaminpräparat zu sich nehmen; denn es gibt eine ganze Reihe von Vitaminen und Mineralstoffen, die bei der Entgiftung eine wesentliche Rolle spielen.

Möglichst viel Gemüse wird empfohlen, weil es Substanzen liefert, die der Leber bei der Entgiftung helfen. Gemüse steigert den Spiegel des Enzyms Cytochrom P450, das bei der Entgiftung in der Phase I und III eine große Rolle spielt.[24] Außerdem enthält Gemüse eine beträchtliche Menge Ballaststoffe, die für die Aufrechterhaltung gesunder Darmbakterien und so auch für die Aufrechterhaltung eines funktionierenden Immunsystems von Bedeutung sind. Ballaststoffe können erwiesenermaßen auch die Darmdurchlässigkeit normalisieren und dazu beitragen, Bakteriämie (gehäuftes Auftreten von Bakterien im Blut) zu verhindern.[25] Zwar sind alle Gemüsesorten gesund, doch die aus der Familie der Kreuzblütler weisen die größte Bandbreite an therapeutischem Nutzen auf.[26]

Solche Gemüse regen die Entgiftung an und enthalten Inhaltsstoffe, die krebsvorbeugend wirken können, darunter Sulforaphan und das Senföl Indol-3-Carbinol.[27] [28] Dieser Stoff fördert die gesunde Zellteilung und Zellreplikation, unterstützt darüber hinaus den Entgiftungsprozess und wirkt vorbeugend gegen Brustkrebs, Gebärmutterhals- und Gebärmutterschleimhautkarzinome, Darm- und Prostatakrebs. Indol-3-Carbinol ist jedoch nur einer von mehreren Inhaltsstoffen im Gemüse, die eine wichtige Rolle bei der gesunden Zellteilung spielen können.[29]

Indol-3-Carbinol trägt auch dazu bei, dass die Leber Östrogen verstoffwechseln und Toxine ausscheiden kann. Die Leber wandelt Estradiol, das »Hauptöstrogen«, in einen von zwei Metaboliten um, einen guten und einen schlechten. Der schlechte Metabolit kann die gesunde Zellteilung in der Brust und in der Zervix (Gebärmutterhals) stören und möglicherweise zu Krebs führen. Indol-3-Carbinol unterstützt die Leber bei der Umwandlung von Estradiol in den guten Metaboliten. Dadurch kann es die gesunde Zellteilung unterstützen und zur Vermeidung von Krebs beitragen.[30] Darüber hinaus besitzt Indol-3-Carbinol antioxidative Eigenschaften, die ebenfalls vor Krebs schützen können.[31]

Andere wichtige Inhaltsstoffe von Lebensmitteln, die entgiftend wirken, sind die Aminosäuren Methionin und Cystein. Diese Aminosäuren werden benötigt, um Metallothioneine zu produzieren, eine Gruppe von Proteinen, die giftige Metalle wie Kadmium, Quecksilber, Silber und Arsen binden können. Ein Mangel an Methionin in der Ernährung führt außerdem zum Verlust von S-Adenosylmethionin, von dem bestimmte Methylierungsreaktionen abhängig sind, die den Glutathionspiegel steigern und die Entgiftung unterstützen.

Cystein ist ein Baustein für Glutathion, das, wie bereits erwähnt, eine wichtige Rolle bei der Blutgesundheit spielt. Ohne Glutathion wäre die Fähigkeit des Körpers, diverse Toxine auszuscheiden und Zellschäden, die von freien Radikalen verursacht werden, vorzubeugen, gravierend beeinträchtigt.[32] Diese Aminosäuren sind in nahezu allen proteinreichen Nahrungsmitteln zu finden. Pflanzliche Quellen sind Knoblauch, rote Paprikaschoten, Zwiebeln, Hafer und Linsensprossen, aber auch Proteinpulver aus Molke oder Reis.

In den vergangen dreißig Jahren hat man in der medizinischen Fachwelt zunehmend verstanden, dass bestimmte Ernährungskomponenten zur Blutreinigung beitragen. Es begann in den späten Siebzigern mit wissenschaftlichen Veröffentlichungen, in denen beschrieben wurde, dass der Verzehr von Gemüse aus der Familie der Kreuzblütler den Metabolismus von Drogen im Körper dahingehend verändert, dass er die Geschwindigkeit, mit welcher der Organismus sich dieser Stoffe entledigt, beschleunigt.[33] Später wurde dann entdeckt, dass bestimmte Komponenten der Ernährung eine Reihe von Aktionen in der Phase II der Entgiftung einleiten.[34] Manche Forscher benutzten sogar das in der Phase II auftretende Enzym Quinon-Reduktase als Marker für die Entgiftungsaktivität, da sich herausstellte, dass viele andere Enzyme der Phase II in Verbindung mit der Quinon-Reduktase aktiv werden.[35]

Ein weiterer wichtiger Schritt war die Erkenntnis, dass die Quinon-Reduktase und viele andere Enzyme der Phase II eine bestimmte DNA-Sequenz enthalten, die bei der Entgiftung in dieser Phase eine Rolle spielen: das »antioxidant response element« (ARE).[36] Offenbar können bestimmte Antioxidantien und andere Substanzen Gene aktivieren, die ARE enthalten.[37] Zwar ist die ARE-Sequenz nicht die einzige DNA-Sequenz, die die Entgiftung in der Phase II unterstützt, doch sie scheint diejenige zu sein, die am häufigsten durch die Ernährung beeinflusst wird. Beispiele von Ernährungskomponenten, die die Produktion der Quinon-Reduktase fördern, sind unter anderem Sulforaphan in Brokkoli und Kurkumin in Gelbwurz (Kurkuma), dem Hauptbestandteil von Curry.[38]

Es wird weiterhin viel geforscht, um zu klären, wie die Entgiftungsenzyme der Phase II und Phase III von vielen unterschiedlichen Lebensmittelkomponenten aktiviert werden.[39] Mittlerweile weiß man, dass ARE-Sequenzen auch bei einer Reihe von Genen auftreten, die in der Phase III eine Rolle spielen.[40] In den Genen der Phase I hingegen scheinen sie nicht vorhanden zu sein. Allerdings aktivieren andere Lebensmittelkomponenten Enzyme der Phase I durch eine separate DNA-Sequenz, das »xenobiotic response element« (XRE). In vielen Enzymen der Phase II ist diese Sequenz ebenfalls enthalten. Dadurch erklärt sich die koordinierte Aktivität der Phase-I-Enzyme mit einer Reihe von Phase-II-Enzymen als Reaktion zu Ernährungselementen, die XRE auslösen.[41]

Eines dieser Elemente ist Indol-3-Carbinol, das oben bereits kurz vorgestellt wurde. Indol-3-Carbinol produziert in der sauren Umgebung des Magens Substanzen, die die XRE-Sequenz aktivieren, darunter auch 3.3-Diindolylmethan (DIM).[42] Dadurch wird die Aktivität der Entgiftungsenzyme in der Phase I und Phase II ausgelöst. In manchen Genen stehen ARE- und XRE-Sequenzen in einer solchen Nähe, dass sie zusammenarbeiten können, wenn unterschiedliche Lebensmittelkomponenten beide gleichzeitig aktivieren. Dadurch wird ihre Aktivität und die Entgiftung vertieft.[43]

Nach diesem Exkurs in die Art und Weise, wie Nahrungskomponenten agieren, versteht man vielleicht eher, dass verschiedene Komponenten die Effizienz der Entgiftungssysteme im Körper steigern können. Außerdem leuchtet ein, dass Bioprodukte und eine gesunde Mischung verschiedener Lebensmittel eine größere Wirkung erzielen als einzelne Komponenten.[44] Entgiftungsenzyme werden von bestimmten Gemüsesorten wie Gemüsen aus der Familie der Kreuzblütler, Zwiebeln, roten Paprika, Hafer und Linsensprossen, von Gewürzen wie Kurkuma (oder Curry, das Kurkuma enthält) und von Eiweiß, das aus Fleisch, aber auch aus Proteinpulvern gewonnen werden kann, wie auch von grünem Tee unterstützt.[45]

Die richtige Ernährung

Das Wichtigste auf einem Speiseplan, der Entgiftung fördern soll, ist viel Obst und Gemüse. Egal für welche Ernährungsweise Sie sich entscheiden, Obst und Gemüse sollten bei keiner Mahlzeit fehlen. Ihrem Blut zuliebe sollten Sie nicht zu viele gesättigte Fette zu sich nehmen. Welche Ernährung empfiehlt sich und welche sollten Sie lieber vermeiden, wenn es Ihnen darum geht, die Effizienz der natürlichen Entgiftungsmechanismen Ihres Körpers aufrechtzuerhalten?

Die Mittelmeerdiät (→ auch Seite 96, 138f.)

In der Mittelmeerküche finden sich viel Gemüse, Obst, Brot und andere Getreideprodukte, Kartoffeln, Bohnen, Nüsse und Samen. Damit liefert sie die vorher erwähnten Komponenten, die dem Körper beim Entgiften helfen.

Biologisch angebaute Produkte

Sie sollten so oft wie möglich zu biologisch angebauten Produkten greifen, da sie zusätzlich zu ihrem niedrigeren Pestizidgehalt einen höheren Nährwert zu haben scheinen.[46 47] Die meisten Menschen, selbst Ärzte und Regierungsbehörden, nehmen die gesundheitlichen Auswirkungen von Pestizidrückständen in Lebensmitteln nicht ernst genug. Die östrogenen Auswirkungen von Pestiziden können Brustkrebs und andere hormonell bedingte Tumorarten beschleunigen. Diese Wirkung wird potenziert, wenn mehr als eine Art von Pestiziden vorhanden ist oder wenn die Aufnahme von Pestiziden mit größeren Mengen von Alkohol einhergeht. In Israel hat eine Studie ergeben, dass die Brustkrebsrate unter israelischen Frauen mit einem neuen Gesetz gegen den Einsatz von Pestiziden sank.[48]

Außerdem enthält sie eine günstige Menge an Ballaststoffen, die, wie Sie wissen, für Darmgesundheit und allgemeines Wohlbefinden immens wichtig sind. Daneben werden Milchprodukte, Fisch, Geflügel und Wein in geringen bis mäßigen Mengen, jedoch wenig rotes Fleisch verzehrt. Damit stimmt diese Ernährungsweise mit den Empfehlungen in diesem Kapitel, wie man sein Blut gesund halten kann, überein.

Es ist wissenschaftlich erwiesen, dass die Mittelmeerdiät die Sterblichkeitsrate sowie die Raten von Herzinfarkten senkt,[49] Schutz vor koronarer Herzkrankheit bietet[50] und dazu beiträgt, den Blutzuckerspiegel zu kontrollieren.[51] Insofern ist die Mittelmeerdiät eine gute Wahl.

South-Beach-Diät

Die South-Beach-Diät wurde zur Vorbeugung von Herzleiden entwickelt, doch bekannt wurde sie vor allem als Diät zur Gewichtsreduzierung.[52] Ein wichtiges Prinzip dieser Diät besteht darin, »schlechte Kohlenhydrate« durch »gute Kohlenhydrate« und »schlechte Fette« durch »gute Fette« zu ersetzen. Deshalb werden in der South-Beach-Diät relativ unverarbeitete Lebensmittel wie Gemüse, Bohnen und Vollkornprodukte empfohlen. Transfette (das sind künstlich gehärtete Fette, die der Organismus nicht verstoffwechseln kann – sie entstehen sowohl beim industriellen Härten von Ölen als auch beim übermäßigen Erhitzen und Braten von ungesättigten Fettsäuren) sollen gemieden werden, vom Verzehr gesättigter Fette wird ebenfalls abgeraten, dafür wird der Verzehr von Lebensmitteln, die reich an Omega-3-Fettsäuren und anderen ungesättigten Fetten sind, empfohlen. Insofern scheint die South-Beach-Diät eine gute Wahl zur Unterstützung der Entgiftung zu sein. Auch die Herzgesundheit und ein gesundes Körpergewicht werden damit gefördert.[53]

Atkins-Diät (→ auch Seite 138)

Die Diät besteht aus einem Speiseplan, der wenige Kohlenhydrate, dafür aber relativ viel Fett und Protein aufweist. Die gesenkte Zufuhr von Kohlenhydraten soll ein Übermaß an Glukose und anderen Zuckern verhindern. Dr. Atkins ging davon aus, dass der Körper regelmäßig Insulin produziert, um überschüssige Kohlenhydrate in Körperfett umzuwandeln. Deshalb sollten Kohlenhydrate stark reduziert werden, damit nicht mehr Fett produziert wird.[54] Eine Reihe wissenschaftlicher Studien unterstützt zwar die Behauptung, dass man mit dieser Diät abnehmen kann, doch der hohe Gehalt an gesättigten Fetten lässt sie ungeeignet erscheinen, wenn es um die Aufrechterhaltung der Blutgesundheit geht.[55, 56]

Paleo-Diät

Die Paleo-Diät ist eine Modeerscheinung, die auf einem Speiseplan basiert, der dem unserer Vorfahren im Paläolithikum, also der Altsteinzeit, nachempfunden ist. Diese Diät beinhaltet mageres Fleisch, Fisch, Obst, Gemüse, Nüsse und Samen, also Nahrungsmittel, die unsere Vorfahren durch Jagen und Sammeln gewonnen haben. Lebensmittel, mit denen sich die Menschen später, als sie vor etwa 10.000 Jahren sesshaft wurden, ernährten, also Milchprodukte, Hülsenfrüchte und Getreide, stehen nicht auf dem Speiseplan der Paleo-Diät.[57] Trotzdem kann die Paleo-Diät Entgiftung unterstützen, solange das Fleisch, das dabei verzehrt wird, wirklich mager ist.

Pflanzenbasierte Ernährung

Eine rein pflanzenbasierte, also vegane Ernährung, schließt tierische Produkte aus. Weder Fleisch noch Fisch, Geflügel, Eier oder Milchprodukte stehen auf dem Speiseplan der Veganer. Bei vegetarischer Ernährung werden Eier und Milchprodukte konsumiert, jedoch kein Fleisch. Wer Milchprodukte und Eier als ausschließliche Quelle tierischen Proteins verzehrt, bezeichnet sich als Lakto-Ovo-Vegetarier. Es gibt auch Pescetarier, die Fisch und Meeresfrüchte verzehren, andere Fleischsorten jedoch meiden und sich ebenfalls als eine Art Vegetarier betrachten.

Sowohl die vegane als auch die vegetarische Ernährungsweise bieten einige Vorteile, darunter die Senkung des Risikos einer kardiovaskulären Erkrankung. Pflanzenbasierte Ernährung kann auch mit einem niedrigeren Body-Mass-Index (BMI), einer niedrigeren Konzentration von Lipiden, Lipoproteinen, Glukose, Insulin und C-reaktiven Protein im Plasma und einer

Senkung des Blutdrucks (sowohl des systolischen als auch des diastolischen Wertes) in Verbindung gebracht werden. Man sieht auch einen Zusammenhang zwischen Vegetarismus und dem inneren Durchmesser der Halsschlagader (einem Messwert für das Risiko von Herzerkrankungen).[58]

In einer Langzeitstudie wurden über siebzehn Jahre hinweg Vegetarier und andere gesundheitsbewusste Menschen beobachtet. Die Resultate zeigten, dass der tägliche Verzehr von frischem Obst mit einer signifikant reduzierten Sterblichkeit durch ischämische Herzerkrankung und zerebrovaskulärer Erkrankung einherging.[59] Dennoch sollten Vegetarier, um die Entgiftung zu unterstützen, unbedingt auf eine ausreichende Eiweißzufuhr achten. Pflanzliche Quellen wie Bohnen sind eine durchaus gangbare Alternative.

Kalorienreduzierung und Fasten

Verglichen mit der übermäßigen Zufuhr von Kalorien auf dem typischen amerikanischen Speiseplan ist eine begrenzte Aufnahme von Kalorien im Alter erwiesenermaßen nützlich für die Aufrechterhaltung des Glutathionspiegels im Gewebe. Außerdem unterstützt die eingeschränkte Kalorienzufuhr eine raschere Erholung der Glutathionsynthese nach dem Verlust von Glutathion nach einer Ischämie, d. h. einer unzureichenden Blutversorgung eines Organs oder Körperteils, vor allem des Herzmuskels.[60] Da ein niedriger Glutathionspiegel die Fähigkeit des Körpers, oxidative Schäden zu kontrollieren, senkt und im Alter ein großes Problem darstellen kann, sollte besonders in diesem Lebensabschnitt über die Vorteile einer Kalorienbegrenzung nachgedacht werden.

Wenn man die Durchschnittsmenge Kalorien um 20 bis 30 Prozent reduziert, wirkt sich das positiv auf die Gesundheit aus. Das Immunsystem wird gestärkt und das Risiko chronischer Erkrankungen gesenkt.[61] Außerdem lässt sich dadurch auch die Fähigkeit der Leber, unerwünschte Nebenprodukte zu beseitigen, sowie die allgemeine Entgiftungsfähigkeit des Organismus verbessern. Natürlich hat Fasten (also Hungern) ganz andere Wirkungen als eine begrenzte Kalorienzufuhr in einem bestimmten Zeitraum. Wenn man gar nichts mehr zu sich nimmt, kommt es neben vielen anderen physiologischen Problemen rasch zu einem Methioninmangel.[62]

Eine eingeschränkte Kalorienzufuhr kann das machtvollste bislang bekannte Mittel sein, die Lebenszeit zu verlängern.[63] [64] Ein hoher Glukose- und Insulinspiegel schädigt Mitochondrien – die »Kraftwerke der Zellen« –, doch Studien haben ergeben, dass eine begrenzte Kalorienzufuhr den oxidativen Stress innerhalb dieser Strukturen reduziert.[65] [66] Außerdem weisen etliche Tierversuche darauf hin, dass eine Kalorienbeschränkung dazu beitragen kann, Risiken von altersbedingten Krankheiten im Zusammenhang mit einem beschädigten Fettstoffwechsel zu senken.[67]

Ein kurzer Zeitraum des Fastens, in dem Darm und Leber, die Hauptsitze von Immunfunktionen, sich erholen können, scheint messbare Vorteile für das Immunsystem zu haben.[68] Studien weisen darauf hin, dass sechsunddreißig bis sechzig Stunden Fasten die Macht der weißen Blutkörperchen, pathogene Bakterien zu zerstören,[69] signifikant steigern kann, was dazu beitragen könnte, die Immunreaktion zu stärken.[70] Außerdem kann eine Kalorienbegrenzung Zellschäden reduzieren, indem die Bildung von reaktiver Sauerstoffspezies durch bestimmte weiße Blutzellen verhindert wird.[71] [72]

Bei längerem Fasten ist jedoch Vorsicht geboten, denn dabei können dem Körper Nährstoffe vorenthalten werden, die für die Gesundheit unerlässlich sind. Wasserfasten kann jedoch, solange man es nur über einen kurzen Zeitraum praktiziert, etliche Vorteile haben. Wenn der Stoffwechsel kein Essen verarbeiten muss, kann er sich auf die Reinigung von Blut und Lymphe konzentrieren.[73] Zwar ist Wasserfasten nicht ratsam für Menschen mit gröberen gesundheitlichen Einschränkungen, doch Studien zeigen, dass Fasten Bluthochdruck,[74] Diabetes,[75] Epilepsie[76] und Gelenkrheumatismus[77] lindern kann (das gilt auch für eine reduzierte Kalorienzufuhr). Zwei Tage Wasserfasten ist für die meisten Menschen unproblematisch, Menschen mit bestimmten Stoffwechselerkrankungen wie Diabetes und Hypoglykämie (Unterzucker) sollten jedoch nicht fasten. Die damit verbundenen häufig auftretenden Risiken sind niedriger Blutzucker sowie niedriger Blutdruck, einhergehend mit Schwindelgefühlen bis hin zu Ohnmachtsanfällen. Meist sind diese Reaktionen harmlos, doch sie sind nicht angenehm, und bei einem Sturz kann es zu Verletzungen kommen. Sollten Sie beschließen zu fasten, sollten Sie beim Aufstehen aus dem Bett oder von einem Stuhl sowie beim Aussteigen aus der Badewanne besonders vorsichtig sein. Wenn die Schwindelgefühle nicht innerhalb weniger Minuten verschwinden, sollten Sie Ihren Arzt konsultieren.[78]

Wir möchten noch einmal darauf hinweisen, dass Fasten von zwei Tagen und Fasten über einen längeren Zeitraum ein großer Unterschied ist. Länger anhaltendes Fasten kann den Glutathionspeicher reduzieren, sodass der Körper gegenüber Krankheiten und altersbedingten Leiden anfälliger wird. Außerdem kann längeres Fasten die Phase I des Entgiftungsprozesses behindern.[79] Wer fastet, sollte nach Möglichkeit unbedingt darauf achten, nicht mit schädlichen Chemikalien in Berührung zu kommen; denn ein Mangel an externem Eiweiß kann dazu führen, dass die Leber Toxine aufgrund des daraus resultierenden Mangels an Methionin und Cystein, die für die Entgiftungsmechanismen des Körpers unerlässlich sind, nicht mehr optimal verarbeiten kann.

Wenn Sie nach zweitägigem Wasserfasten wieder anfangen, Nahrung zu sich zu nehmen, sollten Sie sich die ersten fünf Tage auf Reis, Obst und Gemüse beschränken. Mit dieser schlichten Diät, zu der auch bei allergischen, Verhaltens- oder Verdauungsproblemen geraten wird,[80] liefern Sie Ihrem Körper genügend Kalorien, ohne den Verdauungstrakt allzu sehr zu belasten. Es gibt zwei Gründe für eine vegetarische Ernährung in den ersten fünf Tagen nach dem Wasserfasten: Erstens enthält eine vegetarische Kost weniger potenzielle Nahrungsallergene, die im Darmgewebe Reaktionen hervorrufen können. Zweitens liefert der gesteigerte Verzehr von Gemüse mehr lösliche Ballaststoffe, die einer Verstopfung vorbeugen, sowie Bioflavonoide und andere Antioxidantien, die ein gesundes Immunsystem fördern, außerdem komplexe Kohlenhydrate, die lange vorhaltende Energie bereitstellen. Manche Menschen fühlen sich bei dieser fünf Tage dauernden Ernährung müde, doch dem kann durch Reis- oder Kleieproteinshakes Abhilfe geschaffen werden. Wem das nicht hilft, der sollte daran denken, dass die Müdigkeit verschwindet, sobald er wieder eiweißreiche Nahrung zu sich nimmt.[81]

Zusammenfassung

Die Empfehlungen der Academy of Nutrition and Dietetics, wie man die natürlichen Entgiftungsmechanismen des Körpers unterstützen kann, sind äußerst sinnvoll. Eine reduzierte Kalorienaufnahme und gelegentliches zweitägiges Wasserfasten können ebenfalls dazu beitragen, die Blutreinigung zu unterstützen. Bestimmte Diäten sind hinsichtlich der Nährstoffversorgung sicher sinnvoller als andere. Wenn es in Ihrer Ernährung noch ein paar Versorgungslücken gibt, nachdem Sie sie entsprechend umgestellt haben, können Nahrungsergänzungsmittel hilfreich sein.

Kapitel 8 – Nahrungsergänzungsmittel zur Entgiftung

Die richtigen Nahrungsergänzungsmittel haben positive Effekte auf die Entgiftungsvorgänge des Körpers. In diesem Kapitel finden Sie ausführliche Hinweise, welche Substanzen sich auf welche unterschiedlichen Aspekte dieser Prozesse auswirken und damit auch einen wichtigen Einfluss auf Ihr Blut haben.

Mittlerweile kennen Sie die wichtigsten Entgiftungsorgane: Haut, Nieren, Leber und Darm. Die Rolle von Haut und Nieren ist im Vergleich zu den Reinigungsmechanismen der Leber und des Darms relativ simpel. Die Haut scheidet bis zu einem gewissen Grad bestimmte Giftstoffe mit dem Schweiß aus, darunter Schwermetalle und Chemikalien wie BPA (Bisphenol A). Die Nieren schwemmen mit dem Urin eine große Vielfalt von anderen unerwünschten Substanzen aus. Viele schädliche Substanzen sind jedoch fettlöslich, d.h. sie müssen in der Leber erst zu wasserlöslichen Substanzen umgewandelt werden, bevor sie im Urin ausgeschieden werden können. Deshalb findet der größte Teil des Entgiftungsprozesses in der Leber statt und nur ein geringer Teil im Darm.

Trotzdem ist es sinnvoll, Möglichkeiten zu finden, um jeden Aspekt der natürlichen Reinigungsfähigkeit des Körpers zu unterstützen. Bestimmte Nahrungsergänzungsmittel können der

Haut, den Nieren, der Leber und dem Darm helfen, optimal zu funktionieren.

Die Entgiftung über die Haut unterstützen

Die Haut ist das größte Organ des menschlichen Körpers und die Grenze zur Außenwelt. Deshalb ist sie nicht nur dem inneren Alterungsprozess unterworfen, sondern muss sich auch mit diversen Umweltstressoren auseinandersetzen. Diese Kombination führt dazu, dass in der Haut besondere strukturelle Veränderungen stattfinden, die nicht nur das Aussehen, sondern auch die unterschiedlichen physiologischen Funktionen betreffen. Wenn die Haut altert, nimmt ihre Durchlässigkeit ab, die normale Lipid- und Schweißproduktion verlangsamt und Prozesse der Immunfunktionen verzögern sich.[1]

Die Hauptursache der Hautalterung sind Verluste von Kollagen und Elastinproteinen (Elastin ist ein Faserprotein, das beim Aufbau des Bindegewebes beteiligt ist) sowie die Glykation von Kollagen und Elastin.[2] Glykation bezeichnet die Bindung eines Zuckermoleküls, etwa Glukose oder Fruktose, an ein Lipid- oder Proteinmolekül. Wenn es in Verbindung mit Kollagen oder Elastin zur Glykation kommt, verliert die Haut an Elastizität, und es bilden sich Falten.[3] Glykation kann sich auch nachteilig auf die Durchlässigkeit der Haut und die Schweißproduktion auswirken. Wenn man bedenkt, dass es schon bei Zwanzigjährigen zur Glykation von Kollagen und Elastin kommen kann und dass die Kollagen- und Elastinspiegel in der Haut mit dem

Alter sinken, ist es ratsam, dieser Problematik mit den richtigen Nahrungsergänzungsmitteln zu begegnen. In diesem Fall mit Glucosaminhydrochlorid, Kirschblütenextrakt und Zitronenmelisse.[4]

Glucosaminhydrochlorid

Obwohl dieses Nahrungsergänzungsmittel hauptsächlich bei der Behandlung von Arthrose eingesetzt wird, hat sich bei diversen Studien an Tieren wie auch an menschlichen Zellen gezeigt, dass Glucosamin auch dazu beiträgt, die Folgen der Glykation abzuschwächen.[5] Außerdem hat man festgestellt, dass Glucosamin die Produktion von Kollagen fördert und dass es einen positiven Effekt auf Hautmarker in der Epidermis und der viel dickeren darunterliegenden Dermis, die mit dem Alterungsprozess zu tun haben, hat.[6] Klinische Studien haben gezeigt, dass Glucosamin den Feuchtigkeitsgehalt der Haut erhöhen, trockene Haut verbessern, die Schuppigkeit der Haut senken und die Haut glätten kann.[7] Empfohlen wird eine Einnahme von 1500 mg Glucosaminhydrochlorid täglich.

Zitronenmelisse

Zitronenmelisse wird zwar häufig wegen ihrer beruhigenden Wirkung verwendet, doch sie kann auch bei der Kollagen-Glykation eine tragende Rolle spielen. Bei der Glykation vernetzen sich Kollagenproteine in der Haut. Aufgrund dieser Vernetzung kann beschädigtes Kollagen in der Haut kaum ersetzt werden. Zum Glück enthält die Zitronenmelisse Rosmarinsäure, die wissenschaftlichen Untersuchungen zufolge die Verbindung zwischen vernetzten Proteinen, die von der Glykation verursacht worden ist, auflösen kann.[8]

Auch andere Studien belegen, dass Zitronenmelisse hilft, die Protein-Glykation zu verringern und den Veränderungen in Kollagen, die von Glykation verursacht wurden, entgegenzuwirken.[9] So kann Zitronenmelisse dabei helfen, die Hautelastizität zu verbessern und vor Hautschäden, die durch Sonnenexposition verursacht werden, zu schützen.[10] Damit diese Wirkungen erzielt werden, sollte eine Tagesdosis von 1240 mg Zitronenmelisse (standardisiert für 5 Prozent Rosmarinsäure) eingenommen werden.

Die Nierenentgiftung unterstützen

Im Allgemeinen muss man nicht viel tun, um die Entgiftung über die Nieren zu fördern. Am besten sorgt man für ausreichende Flüssigkeitszufuhr. Aber wie viel ist ausreichend? Den National Academies of Sciences, Engineering, and Medicine zufolge sollte ein männlicher Erwachsener täglich 3,7 Liter Wasser trinken, für Frauen wird 2,7 Liter empfohlen. Doch Sie sollten sich von diesen Zahlen keine Angst machen lassen. Die benötigte Wasserzufuhr variiert individuell und hängt von diversen Faktoren ab, darunter Aktivitätsgrad, Standort und Temperatur. Außerdem sollte man bedenken, dass diese Empfehlungen auch Flüssigkeit aus der Nahrung beinhalten, die normalerweise 20 Prozent der täglichen Flüssigkeitszufuhr beträgt. Die meisten Menschen nehmen im Grunde ausreichend Flüssigkeit zu sich, wenn sie bei Durst trinken.

Die Leberentgiftung unterstützen

Wie in Kapitel 3 erörtert findet die Entgiftung in der Leber in verschiedenen Phasen statt. Nachdem die in Phase I stattfindenden Reaktionen Schadstoffe für den zweiten Teil des Entgiftungsprozesses vorbereitet haben, tritt Phase II in Kraft, und die jeweiligen Moleküle binden sich an Substanzen wie Glucuronsäure, Sulfat oder Glutathion, je nachdem, welcher der sechs Pfade der Phase II genutzt wird.

In Phase II werden die unerwünschten Substanzen dann wasserlöslich gemacht, sodass sie durch Urin oder Galle ausgeschieden werden können. Die sechs Pfade der Phase II umfassen Sulfatierung, Glucuronidierung, Glutathion-Konjugation, Acetylierung, Aminosäuren-Konjugation und Methylierung.[11] Durch die regelmäßige Einnahme bestimmter Nahrungsergänzungsmittel kann man die unterschiedlichen Funktionen eines jeden dieser Pfade unterstützen.

Unterstützung der Sulfatierung

Auf dem Sulfatierungspfad findet die Konjugation von Substanzen, die Schwefel enthalten, statt. Dieser Pfad hilft dem Körper, bestimmte Medikamente und Lebensmittelzusätze zu entgiften und Toxine aus Darmbakterien, Steroidhormonen, Schilddrüsenhormonen und Neurotransmittern auszuscheiden. Da die Sulfatierung der wichtigste Weg für die Eliminierung von Neurotransmittern ist, die die Übertragung von Information zwischen Neuronen ermöglichen, kann eine Störung dieses Mechanismus zur Entwicklung von Erkrankungen des Nervensystems beitragen.

N-Acetylcystein

N-Acetylcystein (NAC) ist ein Derivat von L-Cystein, einer schwefelhaltigen Aminosäure. Es ist wissenschaftlich erwiesen, dass NAC die Entgiftungsmechanismen der Leber unterstützt, da es schwefelhaltige Moleküle hat, die für die Sulfatierung nötig sind.[12] Da NAC eine Vorstufe von Glutathion ist, kann es auch Auswirkungen auf den Glutathion-Pfad haben. NAC fördert die Ausscheidung von Schwermetallen wie Gold, Silber, Kupfer, Quecksilber, Blei und Arsen. Auch Vergiftungen durch verschiedene Substanzen wie Carbontetrachlorid, Acrylnitrit, Halothan, Paraquat, Acetyldehyd, Cumarin und Interferon werden damit behandelt.[13]

Aus eigener Kraft ist NAC ein wirksames Antioxidans, das freie Radikale im Blut vernichtet. Freie Radikale können nicht nur große Zellschäden anrichten, sie reduzieren auch die intrazelluläre und extrazelluläre Konzentration von Glutathion. Durch die Einnahme von NAC kann der Glutathionvorrat wieder aufgefüllt und der durch freie Radikale verursachte Schaden reduziert werden. Außerdem hat die klinische Forschung gezeigt, dass NAC das Immunsystem stärkt, wenn es sechs Monate lang eingenommen wird.[14]

NAC hat auch cinc schleimlösende Wirkung. Es macht den Schleim weniger zäh und klebrig, sodass er leichter abzuhusten ist. Es unterstützt den Schleimauswurf (aus Rachenraum oder Lunge durch Husten, Räuspern oder Spucken) und reduziert seine Häufigkeit.[15] Zur Erzielung der o.g. Effekte sollte eine Tagesdosis von 600 mg NAC genügen.

Berberin

Berberin ist ein Alkaloid und primärer Bestandteil mehrerer Pflanzen, darunter Berberitze, Gelbwurzel, Goldfaden, Mahonie, Korkbaum und Begrannte Berberitze. Es ist ein fester Bestandteil in der ayurvedischen und der Traditionellen Chinesischen Medizin und ist bekannt für seine antibakterielle Wirkung und seinen Nutzen bei der Regulierung des Blutzucker- und Lipidspiegels.

Berberin regt die Gallentätigkeit an und unterstützt dadurch die Weiterleitung der Toxine, die in der Phase II verarbeitet wurden, durch den Gallengang in den Darm. In Tierversuchen wurde festgestellt, dass Berberin die Ausscheidung von Bilirubin mit der Galle durch den Gallengang fördern kann. Dies erfolgt durch den Sulfation-Pfad.[16]

Klinische Studien haben nachgewiesen, dass Berberin den Nüchternblutzucker sowie den postprandialen (nach einer Mahlzeit gemessenen) Blutzucker, Hämoglobin A1C (Aussage über den Blutzuckerwert der vergangenen vier bis sechs Wochen), Plasma-Triglyzeride, Gesamtcholesterin und LDL-Cholesterin bei Patienten mit Typ-2-Diabetes signifikant senken kann.[17] Andere Forschungen zeigten ähnliche Resultate und wiesen außerdem noch darauf hin, dass Berberin hilft, den systolischen und den diastolischen Blutdruck in den Griff zu bekommen. Bei Patienten mit einem hohen Cholesterinspiegel konnte Berberin den Serumspiegel von Cholesterin, Triglyzeriden und LDL-Cholesterin senken.[18] Dafür sollten täglich 1000 bis 1500 mg Berberin, verteilt auf zwei- oder dreimal, eingenommen werden.

Koffein

Sulfotransferasen (SULT) sind Enzyme, die eine wichtige Rolle auf dem Pfad der Sulfatierung spielen. Koffein, eine der weltweit am häufigsten konsumierten chemischen Substanzen, kann SULTs herbeiführen. In einer Studie wurde gezeigt, dass Koffein SULTs in der Leber und Darm von Ratten induziert.[19] Die Forscher schlossen daraus, dass der Konsum von Koffein SULTs, die Medikamente verstoffwechseln, im Gewebe, das für die Entgiftung von Medikamenten zuständig ist, produzieren kann. Da die meisten Menschen Koffein in Form von Kaffee oder Tee konsumieren, ist es nicht unbedingt nötig, ein koffeinhaltiges Nahrungsergänzungsmittel einzunehmen. Wenn jedoch eine zusätzliche Unterstützung des Sulfatierungspfades erwünscht ist, kann man täglich 100 bis 150 mg Koffein zu sich nehmen.

Retinsäure (Vitamin A)

Tierversuche an Ratten ergaben, dass Retinsäure, die bioaktive Form von Vitamin A, ebenfalls SULTs produzieren kann. Einen ähnlichen Effekt ergaben Studien an menschlichen Darmkrebszellen. Offenbar aktiviert Retinsäure Gene, die SULTs produzieren.[20] Da Retinsäure als Nahrungsergänzungsmittel nicht erhältlich ist, stellt Vitamin A eine gangbare Alternative dar, weil es im Körper in Retinsäure umgewandelt wird. Außerdem kann der Körper Betakarotin in Vitamin A verwandeln, was wiederum in Retinsäure umgewandelt wird. Deshalb kann auch Beta-Karotin zu diesem Zweck genutzt werden. Eine tägliche Einnahme von 5000 IU (1500 mcg oder µg) Betakarotin ist ausreichend, um die Entgiftung zu unterstützen. (Zum Vergleich:

Die DGE empfiehlt für einen Erwachsenen ab 19 Jahren zwischen 0,8 [Frauen] und 1,0 mg [Männer] Retinoläquivalent am Tag.)

Die Glucuronidierung unterstützen

Bei der Glucuronidierung bindet sich Glucuronsäure an bestimmte Toxine, darunter viele häufig verschriebene Medikamente, Aspirin, Menthol, synthetische Vanille und Lebensmittelzusätze wie Benzoate, aber auch an Hormone wie Östrogen, die dann über die Galle in den Darm geleitet und schließlich ausgeschieden werden. Beta-Glucuronidase, ein bakterielles Enzym im Darm, kann diesen Prozess stören, denn es vermag die Verbindung zwischen Glucuronsäure und Toxinen aufzubrechen. Wenn das geschieht, gelangt das Toxin wieder in den Blutkreislauf. Damit erhöht sich die Gesamtmenge von Toxinen, die die Leber bewältigen muss. Doch es gibt eine Möglichkeit, Beta-Glucuronidase daran zu hindern, diese wichtigen Verbindungen aufzulösen, nämlich Kalzium-D-Glucarat.

Kalzium-D-Glucarat

Glucarsäure ist eine natürliche Substanz, die in vielen Obst- und Gemüsesorten zu finden ist, darunter in Äpfeln, Grapefruit, Brokkoli und Rosenkohl. Das Kalziumsalz der Glucarsäure, Kalzium-D-Glucarat, ist als Nahrungsergänzungsmittel erhältlich. Kalzium-D-Glucarat hemmt nachweislich die Beta-Glucuronidase.[21] Forschungsergebnissen des University of Texas MD Anderson Cancer Centers zufolge hemmt D-Glucarat Beta-Glucuronidase im Blut zu 57 Prozent, in der Leber zu 44 Prozent, im Darm zu 39 Prozent und in der Lunge zu 37 Prozent.[22]

Damit kann diese Substanz viel zum Schutz der Glucuronidierung beitragen. Als Nahrungsergänzungsmittel sollte Kalzium-D-Glucarat in einer Gesamtdosis von 1500 mg auf drei Gaben verteilt eingenommen werden.[23]

Die Glutathion-Konjugation unterstützen

Glutathion ist ein Tripeptid, das aus den Aminosäuren Cystein, Glutaminsäure und Glycin gebildet wird. Die Glutathion-Konjugation spielt eine wesentliche Rolle bei der Entgiftung und Ausscheidung fremder Substanzen wie Paracetamol und Nikotin, aber auch von Schwermetallen wie Quecksilber, Blei und Arsen. Damit dieser Weg der Entgiftung funktioniert, muss genügend Glutathion vorhanden sein.

Mariendistel

In der Naturheilkunde gilt die Mariendistel (Silybum marianum) als wertvolle Heilpflanze zur Unterstützung der Leber. Der Extrakt der Mariendistelsamen besteht hauptsächlich aus Silymarin, einem Gemisch aus Flavonolignanen (teils Flavonoide, teils Lignane). Silibilin (auch Sylibin) ist der wirksamste Bestandteil dieses Komplexes. Viele Patienten mit Lebererkrankungen, darunter Hepatitis und Zirrhose, konnten davon profitieren.

Durch die Glutathion-Konjugation werden diverse Toxine reduziert. In Studien wurde nachgewiesen, dass Silymarin einem Sinken des Glutathion-Levels vorbeugt und den Glutathion-Spiegel in der Leber erhöht. Da Glutathion in Phase II der Entgiftung eine zentrale Rolle spielt, kann Mariendistel die entsprechenden Mechanismen in der Leber entscheidend unterstützen.

Weitere Studien haben gezeigt, dass Silymarin auch dazu beitragen kann, die Rezirkulation von Toxinen zu verhindern und geschädigte Leberzellen zu regenerieren. Andere Studien weisen darauf hin, dass die Mariendistel Leberschäden aufgrund einer durch Medikamente verursachten Lebervergiftung verhindern kann. Empfohlen wird eine Dosierung von 175 mg Mariendistelextrakt (standardisiertes 80-prozentiges Silymarin), auf zwei- bis dreimal täglich verteilt.

An dieser Stelle sollte darauf hingewiesen werden, dass einige Mariendistelpräparate (vor allem aus China) mit einem hohen Grad an Mykotoxinen (Giftstoffe, die durch Pilze entstehen) verunreinigt sein können. Europäische Behörden sind dazu verpflichtet, die Sicherheit von naturheilkundlichen Präparaten zu überwachen. Deshalb empfehlen wir Ihnen Mariendistelpräparate, die einen Mariendistelextrakt von EuroMed oder Indena verwenden, zwei europäischen Lieferanten, die Pflanzenextrakte an Produzenten von Nahrungsergänzungsmitteln liefern. Alternativ dazu können Sie überprüfen, ob das Präparat auf Mykotoxine untersucht worden ist. Darauf sollte auf der Packung hingewiesen werden. Ist das der Fall, dann ist die Sicherheit des Produktes ebenfalls gewährleistet.

Kurkuma

Kurkuma wird in vielen asiatischen Gerichten als Gewürz verwendet. In der ayurvedischen Medizin setzt man es seit vielen Jahren therapeutisch ein. Der medizinisch wirksame Teil von Kurkuma ist sein Rhizom, der unterirdisch wachsende Stängel, der aufgrund seines Umfangs einer Wurzel ähnelt. Obwohl das botanisch falsch ist, wird dieser Pflanzenteil manchmal als Kurkumawurzel bezeichnet. Jedenfalls enthält das Rhizom der Kurkumapflanze viele verschiedene Stoffe, z. B. Protein, Fett, Mineralstoffe und Kohlenhydrate. Der wichtigste Bestandteil ist das Flavonoid Kurkumin, auf das die gelbe Farbe von Kurkuma und ein Großteil seiner medizinischen Eigenschaften zurückgehen.

Kurkumin trägt zweifach zur Gesundheit des Leberentgiftungssystems bei. Zum einen fördert es den Gallenfluss, der die Verdauungsfunktionen unterstützt und die Entgiftung von Umwelt- und Stoffwechseltoxinen fördert. Zum anderen stärkt Kurkumin die Produktion von Glutathion in der Leber. Diese Substanz hat eine antioxidative Wirkung und spielt eine wichtige Rolle bei der Entgiftung über die Glutathion-Konjugation.[24] Bezüglich seiner antioxidativen Wirkung hat Kurkumin gezeigt, dass es die Widerstandskraft der Zellen vor oxidativen Schäden stärken kann.[25] Außerdem wurde festgestellt, dass Kurkumin bei vielen Chemikalien und Medikamenten leberschützend wirkt.[26] Eine Dosis von 180 bis 360 mg Kurkumin täglich wird empfohlen.

Die Acetylierung unterstützen

Die Konjugation mit dem Acetyl-Coenzym A ist der wichtigste Weg, auf dem der Körper spezifische Medikamente, vor allem Sulfonamide, abbaut. Dieses System scheint genetischen Variationen zu unterliegen. Wer einen schlechten Acetyl-Mechanismus hat, dessen Organismus ist Sulfonamiden und anderen Antibiotika gegenüber weit empfindlicher. Der Acetylierungspfad umfasst auch das Enzym N-Acetyltransferase (NAT). Genetische Defekte, die sich auf dieses Enzym auswirken, verlangsamen die Verstoffwechslung bestimmter Medikamente. Dies kann sich in Leberschäden äußern.[27]

Quercetin

Quercetin ist ein gelber Pflanzenfarbstoff, der in zahlreichen Obst- und Gemüsesorten wie Zwiebeln, Grünkohl, Tomaten, Brokkoli, Stangenbohnen, Spargel, Äpfeln und Beeren wie auch in Rotwein und Tee vorkommt.[28] Quercetin besitzt antioxidative und entzündungshemmende Eigenschaften und kann vor Herz-Kreislauf-Erkrankungen schützen und dem Wachstum von bestimmten Krebszellen entgegenwirken.[29] Bei Patienten, die 500 mg Quercetin täglich einnahmen, stieg die N-Acetyltransferase-Aktivität durchschnittlich um 85 Prozent.[30] Diese Dosierung scheint daher sinnvoll.

N-Acetylcystein

N-Acetylcystein (NAC) wurde bereits im Zusammenhang mit der Sulfatierung erwähnt. Es handelt sich hierbei, wie schon der Name verrät, um eine Aminosäure mit einer Acetylgruppe.[31] Dadurch kann NAC auch die Acetylierung unterstützen. So zeigte sich, dass NAC die schädlichen Nebenwirkungen von Ifosfamid auf die Blase senken kann.[32] Auch hier gilt eine empfohlene Tagesdosis von 600 mg.

Pantothensäure (Vitamin B_5)

Pantothensäure, auch als Vitamin B_5 bekannt, wird für den Stoffwechsel von Kohlenhydraten, Proteinen und Fetten benötigt. Sie ist auch eine wichtige Vorstufe von Coenzym A (CoA), benannt nach seiner Unterstützung der Acetylierungsreaktionen.[33] Somit fördert auch Pantothensäure die Acetylierung. Empfohlen wird eine Mindestdosis von 5 bis 10 mg täglich.

Die Aminosäuren-Konjugation unterstützen

In Phase II der Entgiftung fungieren bestimmte Aminosäuren als wasserlösliche Substanzen, an die sich unerwünschte Moleküle binden. Glycin, Taurin, Glutamin, Arginin und Ornithin sind solche wichtigen Aminosäuren.[34] Eine Nahrungsergänzung mit diesen Aminosäuren erwies sich bei Patienten, in deren Körper sich zu viele Toxine angesammelt hatten, als sinnvoll. Dies gilt vor allem im Zusammenspiel mit anderen Mitteln zur Entschlackung des Körpers.[35] Diese Aminosäuren haben außerdem noch weitere gesundheitliche Vorteile.

Glycin

Normalerweise enthält unsere Ernährung etwa 2 g Glycin täglich. Die wichtigste Quelle von Glycin sind eiweißreiche Nahrungsmittel wie Fleisch, Fisch, Milchprodukte und Hülsenfrüchte. Den wichtigsten Beitrag für unsere Gesundheit leistet Glycin, indem es eine gesunde Leberfunktion fördert. Es zeigte sich, dass Glycin Leberschäden, verursacht von niedrigem Sauerstoffspiegel, verhindern kann, und dass es die Mortalität aufgrund von Endotoxin (einem Toxin, das sich in einer bakteriellen Zelle findet und freigesetzt wird, wenn die Zelle sich auflöst) senkt. Außerdem senkt es den Alkoholspiegel im Blut und minimiert dadurch Schädigungen der Leber. Dadurch wird die Erholung von durch Alkohol hervorgerufenen Leberschäden beschleunigt.[36] Empfohlen werden 500 bis 1000 mg täglich.

Taurin

Taurin ist in Fleisch und Fisch in hoher Konzentration zu finden. Am höchsten konzentriert ist es in der Muttermilch. Auch im Gehirn, in der Retina, dem Herzen und den Blutplättchen ist

Taurin vermehrt vorhanden. Normalerweise wird es im Organismus in ausreichenden Mengen aus Cystein und Hypotaurin hergestellt. Doch wenn die Zufuhr über die Nahrung lang anhaltend nicht ausreichend ist, sinkt der Taurinspiegel im Körper und sollte durch Ergänzungsmittel unterstützt werden.

Taurin als Nahrungsergänzungsmittel scheint den Entgiftungsprozess zu unterstützen. Dies wurde bei Patienten mit Leber- oder Gallenblasenerkrankungen beobachtet. Eine zusätzliche Gabe von Taurin erhöhte die Konzentration der Gesamtgallensäure in jedem Patienten, was darauf hinweist, dass Taurin die Konjugation und die Produktion von Gallensäure steigern kann und damit auch die Entgiftung anregt.[37] Außerdem hat Taurin in einer klinischen Studie die Lebergesundheit von Patienten mit akuter und chronischer Hepatitis unterstützt. Dabei verbesserte sich die Leberfunktion von Probanden, die drei Monate lang täglich 1,5 bis 4 g Taurin einnahmen, im Vergleich zu Patienten, die ein Plazebo erhielten.[38] Empfohlen werden 500 bis 1500 mg Taurin täglich.

Glutamin

Glutamin ist die häufigste Aminosäure im Körper. Sie wird vor allem in der Skelettmuskulatur hergestellt und von dort aus in Umlauf gebracht. Die Teile des Organismus, die Glutamin benötigen, z.B. Immunsystem, Verdauungstrakt, Nieren und Leber, erhalten es aus dem Blutkreislauf. Glutamin ist für die Aufrechterhaltung der Darmfunktion, der Immunreaktion und der Aminosäuren-Homöostase in Zeiten hoher Belastung von herausragender Bedeutung.[39] Es wird in den Mitochondrien der Zellen metabolisiert und ist wichtig bei der Lieferung von metabolischem Treibstoff an Immunzellen wie Lymphozyten,

Makrophagen und Fibroblasten.[40] Außerdem scheinen Dipeptide, die Glutamin enthalten, auch dazu beizutragen, das gesunde Darmmilieu aufrechtzuerhalten.[41] Empfohlen wird eine tägliche Dosis von 500 bis 1500 mg.

Arginin

Arginin ist vor allem für seine positive Wirkung auf die Blutgefäße bekannt. Bei einer Einnahme von Arginin verwandelt der Körper diese Aminosäure in Stickstoffmonoxid (NO), was zur Erweiterung der Blutgefäße und dadurch zu einer gesunden Durchblutung führt.[42]

Auch für die Entgiftung von Ammoniak, einer extrem schädlichen Substanz für das zentrale Nervensystem, wird Arginin benötigt. Darüber hinaus weist einiges darauf hin, dass Arginin zur Regulierung der Funktionen diverser Organe beiträgt.[43] Eine experimentelle Studie zeigte auf, dass Leberschäden durch Arginin reduziert wurden.[44] Eine Zufuhr von 500 bis 1500 mg Arginin täglich hat auch einige der Symptome, vor allem Schmerzen, im Zusammenhang mit der Interstitiellen Zystitis (seltene chronische, nicht infektiöse Entzündung der Harnblasenwand) gelindert.[45] Diese Dosis erscheint daher empfehlenswert zu sein.

Ornithin

Ornithin wird im Harnstoffzyklus aus Arginin gebildet. Studien ergaben, dass Ornithin sportliche Leistungen steigern kann.[46] An gesunden Probanden wurde getestet, dass die Einnahme von 1 g Ornithinhydrochlorid einmal täglich eine Woche lang und im Anschluss daran 3 g täglich zum Frühstück und Mittagessen kurz vor einem Belastungstest die Erschöpfung senken konnte.[47] Empfohlen wird eine Tagesdosis von 500 bis 1500 mg.

Die Methylierung unterstützen

Bei der Methylierung koppeln sich in Phase II der Entgiftung Methylgruppen an Toxine. Dieser Prozess wird durch Kofaktoren von Nährstoffen und Methylspender wie Methionin, Vitamin B_9 (besser bekannt als Folsäure), Vitamin B_{12} und Betain unterstützt.

Methionin

Die schwefelhaltige Aminosäure Methionin ist eine der wichtigsten Kopplungssubstanzen in der Methylierung. Die orale Zufuhr von Methionin scheint bei der Behandlung einer Paracetamol-Vergiftung sehr wirksam zu sein. 2,5 mg Methionin alle vier Stunden (insgesamt vier Dosen) zeigten sich wirksam bei der Verhinderung von Leberschäden und Todesfällen nach einer Überdosis von Paracetamol, solange es innerhalb von zehn Stunden nach Einnahme des Paracetamols gegeben wurde.[48] Eine überdurchschnittlich hohe Zufuhr von Methionin konnte vor allem bei Frauen nach der Menopause das Risiko von Brustkrebs um 6 Prozent senken. Die tägliche Dosis Methionin um 1 g zu erhöhen, konnte mit einer vierprozentigen Senkung des Brustkrebsrisikos in Verbindung gebracht werden.[49] Empfohlen werden 500 bis 1000 mg täglich.

Vitamine B_9, B_{12}, B_6

Als Zwischenprodukt bei der Verstoffwechslung von Methionin entsteht Homocystein. Da ein hoher Homocysteinspiegel eine Menge Schaden anrichten kann, besitzt der Körper einen Mechanismus, um es teilweise wieder in Methionin und andere nützliche Aminosäuren zurückzuverwandeln. Wenn dieser Mechanismus nicht gut funktioniert, kann sich zu viel Homocystein in Körperflüssigkeit und Gewebe ansammeln, was ernste Auswirkungen haben kann.

Etliche wissenschaftliche Untersuchungen haben ergeben, dass Vitamin B_9 in Form von Folsäure dazu beitragen kann, den Homocysteinspiegel zu senken.[50] Die Vitamine B_{12} und B_6 haben ähnliche Fähigkeiten gezeigt, wenn auch in geringerem Ausmaß. Die Homocysteine Lowering Trialists' Collaboration führte eine Metaanalyse durch, um zu ermitteln, wie Kleinstmengen von Folsäure mit einer möglichst deutlichen Senkung des Homocysteinspiegels zusammenhängen. Dabei wurde auch die Bedeutung der Vitamine B_{12} und B_6 unter die Lupe genommen.[51]

Die Ergebnisse zeigten, dass eine proportionale Senkung des Homocystein-Gehalts im Plasma durch Folsäure eintrat, wenn vor der Therapie Homocystein höher und die Folsäurekonzentrationen niedriger waren. Eine tägliche Dosis von 200 bis 800 mcg (oder µg) Folsäure, manchmal sogar 5 mg, reduzierte den Homocysteinspiegel um 13 bis 25 Prozent. 500 mcg (oder µg) Vitamin B_{12} täglich führten zu einer zusätzlichen Senkung des Homocysteinspiegels um 7 Prozent. Eine signifikante Wirkung bei einer durchschnittlichen Tagesdosis von 16,5 mg Vitamin B_6 stellte sich bei dieser Studie hingegen nicht ein. Andere Studien ergaben, dass Vitamin B_6 zusammen mit Folsäure (und manchmal auch B_{12}) zur Senkung des Homocysteinspiegels führen kann.[52]

Eine 2004 durchgeführte Metaanalyse, bei der die Wirksamkeit von Folsäure in der Behandlung von Depression untersucht wurde, kam zu dem Schluss, dass Folsäure als Ergänzungsmittel neben einer anderen Behandlung der Depression eine mögliche Rolle spielen kann.[53] Auch andere Forschungen zeigten, dass die Gabe von Folsäure zu einer Linderung depressiver Symptome führen kann.[54] Bei Zöliakie-Patienten, die ein halbes Jahr lang mit 500 mcg Vitamin B_{12}, 2 mg Vitamin B_6 und 800 mcg (oder µg) Folsäure behandelt wurden, sank der Homocysteinspiegel und das Wohlbefinden steigerte sich signifikant, was sich vor allem in einer Abnahme von Ängsten und depressiven Verstimmungen zeigte.[55] Die zusätzliche Gabe von Folsäure neben konventionellen Antidepressiva zeigte ebenfalls eine verbesserte Reaktion auf die Behandlung.[56] Als Tagesdosis werden 200 bis 800 mcg (oder µg) Vitamin B_9, 100 bis 500 mcg (oder µg) Vitamin B_{12} und 10 bis 20 mg Vitamin B_6 empfohlen.

Betain

Betain, auch als Trimethylglycin (TGM) bekannt und nicht zu verwechseln mit Betain-Hydrochlorid, ist ein Mikronährstoff, der bei bestimmten biochemischen Reaktionen in der Leber hilfreich sein kann. Betain findet sich z. B. in Roter Bete, Spinat, Vollkornprodukten, Leber, Eiern und Meeresfrüchten. Eine ergänzende Gabe von Betain konnte den Homocysteinspiegel signifikant senken. Laut einer Studie konnte eine Tagesdosis von 6 g Betain Homocystein um 15 Prozent senken, doch schon eine Tagesdosis von 1,5 g führte zu einer signifikanten Senkung.[57] Wir empfehlen 500 bis 1500 mg täglich.

Die Darmentgiftung unterstützen

Der Darm ist ein wichtiger Teil des Immunsystems. Seine Hauptaufgabe besteht darin, Nährstoffe aufzunehmen. Daneben dient er als eine der wichtigsten Barrieren Ihres Körpers. Er schützt Sie vor möglichen allergischen Reaktionen und vor mikrobiologischen und chemischen Bedrohungen. Die Darmschleimhaut, die innere Auskleidung des Darms, besteht aus Epithelzellen, die von Billionen von Bakterien besiedelt sind, die für eine gesunde Darmfunktion unentbehrlich sind. Die Darmwand und die »freundlichen« Bakterien bilden die Darmschranke.

Manchmal ist die Darmschranke beeinträchtigt. Eine erhöhte Durchlässigkeit der Darmwand ermöglicht es Toxinen, Antigenen und unerwünschten Bakterien, in den Blutkreislauf zu gelangen. Das Phänomen einer geschädigten Darmwand bzw. ihrer erhöhten Durchlässigkeit, auch als Leaky-Gut-Syndrom (→ Seite 165 f.) bekannt, wird mittlerweile genau untersucht, weil es an vielen Erkrankungen beteiligt sein könnte. Verschiedene Ursachen, z. B. eine Infektion, ein Trauma nach Verbrennungen oder einer Operation oder auch diverse Medikamente, können dazu führen. Solche Zustände verursachen eine Entzündung und schädigen so die Darmwände. LGS wird mit zahllosen Symptomen in Verbindung gebracht, darunter Müdigkeit, Leistungsabfall und Energieverlust, Fieber unbekannter Herkunft, Bauchschmerzen, Völlegefühl und Durchfall, Gedächtnisschwäche und Konzentrationsschwierigkeiten.

Probiotika

Es gibt zunehmende Hinweise darauf, dass die Darmflora (die Gesamtsumme der den Darm besiedelnden Bakterien) bei der Unterstützung der Epithelschranke wichtig ist und deshalb eine entscheidende Rolle bei der Regulierung der von außen in den Körper gelangenden Substanzen spielt. Etliche kürzlich erschienene Berichte zeigten, dass lebende gesundheitsfördernde Bakterien, sogenannte Probiotika, helfen können, das Problem einer zu großen Darmdurchlässigkeit zu beheben. Sie fördern die Produktion von engen Verbindungen - unterschiedlichen Proteintypen in der Darmschranke, die den Fluss der Moleküle in den Zwischenräumen zwischen den Epithelzellen kontrollieren.

Unter den diversen probiotischen Stämmen ist Stabilität das möglicherweise größte Problem. Die meisten Probiotika haben nur eine relativ kurze Lebensspanne. Deshalb sieht man auf vielen probiotischen Nahrungsergänzungsmitteln eine Aufschrift, die die Potenz spezifiziert (z.B. 1 Milliarde CFU - auch KBE = koloniebildende Einheit), versehen mit dem Zusatz »zur Zeit der Herstellung«. Das bedeutet, dass die Potenz wahrscheinlich gesunken ist, wenn der Verbraucher ein bestimmtes Probiotikum zu sich nimmt.

Dazu kommt noch, dass viele probiotische Stämme, selbst wenn ihr Verfallsdatum noch nicht überschritten ist, von der Magensäure zerstört werden, bevor sie in den Darm gelangen. Und wenn sie in den Darm gelangen, können sie durch die Galle angegriffen werden. Sporenbildende probiotische Bakterien können dieses Problem jedoch lösen, denn die Sporen fungieren als Schutzhülle. Solche Probiotika können also fast unendlich lang gelagert werden und sind imstande, auch die Passage durch den Magen zu überleben. Beispiele dafür sind Bacillus indicus, Bacillus subtilis, Bacillus coagulans, Bacillus licheniformis und Bacillus clausii. Eine Kombination aus diesen sporenbildenden Probiotika wurde auf ihre Auswirkung auf den undichten Darm untersucht.

Es wurde eine dreißig Tage dauernde placebokontrollierte Doppelblindstudie durchgeführt, um festzustellen, ob eine orale Gabe von sporenbildenden Probiotika eine ernährungsbedingte Endotoxämie (eine Vergiftung, die durch den Zerfall von

Bakterien verursacht wird) senken konnte. Männer und Frauen mit offenkundiger Endotoxämie erhielten entweder ein Placebo (Reismehl) oder ein probiotisches Nahrungsergänzungsmittel wie Bacillus indicus (HU36), Bacillus subtilis (HU58), Bacillus coagulans (SC208), Bacillus licheniformis und Bacillus clausii.

Die Ergebnisse zeigten, dass eine Gabe der probiotischen Mischung Endotoxine um signifikante 42 Prozent und auch Triglyzeride um 24 Prozent senkte. Bei Probanden, die das Placebo erhielten, stiegen die Endotoxine um 36 Prozent, und die Triglyzeride sanken um 5 Prozent. Außerdem wurde die Mischung aus sporenbildenden Probiotika mit signifikanten Senkungen der Entzündungsmarker IL-12p70 und IL-1 [beta] in Zusammenhang gebracht. Die Forscher schlossen daraus, dass die orale Gabe dieser speziellen Probiotika Symptome, die auf das Leaky-Gut-Syndrom hinwiesen, reduzieren konnte. Die empfohlene Tagesdosis beläuft sich auf 1 Milliarde CFU Bacillus indicus (HU36), 2 Milliarden CFU Bacillus subtilis (HU58), 1 Milliarde CFU Bacillus coagulans (SC208), 50 Millionen CFU Bacillus licheniformis und 1 Milliarde CFU Bacillus clausii.

Präbiotika

Präbiotika können dazu beitragen, eine gesunde Population freundlicher Bakterien (also Probiotika) im Darm aufrechtzuerhalten und eine stabile Darmschranke zu fördern und damit LGS zu verhindern. Es handelt sich um bestimmte Ballaststoffe, die nützlichen Darmbakterien als Nährstoff dienen und damit deren Wachstum und Gesundheit fördern. Akaziengummi ist ein Präbiotikum, das dieses Ziel in mehreren Studien erreichen konnte.

Akaziengummi (Gummi arabicum)

In einer randomisierten Doppelblindstudie erhielten 96 gesunde Probanden täglich 6 g Akaziengummi oder 6 g Fructo-Oligosaccharide (FOS) – ein weiteres Präbiotikum –, oder 3 g Akaziengummi und 3 g Fructo-Oligosaccharide. Nach einer Woche erhöhte sich die Zahl der Bifidobakterien im Dickdarm bei der Gruppe, die nur Akaziengummi erhielt, um das Siebenfache im Vergleich zur Ausgangssituation, bei der Gruppe, die nur FOS erhielt, ums Dreifache. Interessanterweise erhöhte die Kombination von Akaziengummi und FOS die Bifidobakterienzahl um fast das Vierzehnfache. Es zeigte sich also ein Synergieeffekt. Außerdem nahm die Zahl der Probanden, die eine hohe Konzentration von Clostridium perfringens aufwiesen, in der Gruppe derjenigen, die Akaziengummi einnahmen, leicht ab. Das ist deshalb wichtig, weil einige Stämme des C. perfringens ein krankheitserregendes Toxin im Darm produzieren.[58]

In einer weiteren Studie erhielten zehn gesunde Probanden zehn Tage lang Akaziengummi in einer Dosis von 20 g oder 15 g täglich, und die Teilnehmer in der Kontrollgruppe erhielten Saccharose. Es stellte sich heraus, dass sich die Konzentrationen von Bifidobakterien, Laktobazillen und die gesamten Milchsäurebakteriengruppen bei den Probanden mit der Akaziengummigabe signifikant erhöhten. Die Auswirkung auf die Bifidobakterien war besonders deutlich zu sehen (zehnfache Erhöhung) bei Probanden, bei denen anfangs nur sehr wenige Bifidobakterien ermittelt worden waren. Auch bei der Dosis von 15 g Akaziengummi täglich war die Wirkung signifikant. Außerdem erhöhte sich die Anzahl der wöchentlichen Darmentleerungen in der Akaziengummi-Gruppe leicht, und das Gewicht des Stuhlgangs war ebenfalls höher. Dieser Effekt könnte für Menschen interessant sein, die unter Verstopfung leiden.[59]

Auch eine Vielzahl anderer Studien hat gezeigt, das Akaziengummi als Präbiotikum die Zahl der erwünschten probiotischen Bakterien wachsen lässt.[60] Übrigens sind im Stuhlgang von Menschen oder Ratten einige Tage nach der Einnahme von Akaziengummi keine Spuren mehr davon nachgewiesen worden. Das heißt, dass Akaziengummi von den Darmbakterien aufgespalten und dann fermentiert wurde.[61] So spielt die probiotische Funktion also auch eine positive Rolle bei der Funktion der Darmschranke.

Zusätzlich zur Vermehrung der Bifidobakterien und der Laktobazillen erhöht Akaziengummi möglicherweise auch die Zahl entzündungshemmender Bakterien (Faecalibacterium prausnitzii).[62] Das mag ein Experiment erklären, bei dem Akaziengummi die Zahl der entzündungsfördernden Substanzen senkte und die entzündungshemmenden Substanzen erhöhte.[63] Proben, die bei diesem Experiment gesammelt wurden, wurden in einem Zelllinien-Modell genutzt, um die Durchlässigkeit der Darmwände zu untersuchen. Ergebnisse zeigten, dass Akaziengummi die Integrität der Darmschleimhaut fördern kann.[64] Die empfohlene Tagesdosis liegt bei 5 bis 10 g.

Schwermetallentgiftung

Beim Thema Blutgesundheit machen sich viele Menschen Gedanken darüber, wie sie Schwermetalle, vor allem Quecksilber und Blei, loswerden können. Die gute Nachricht ist, dass es etliche Stoffe gibt, die zur Schwermetallentgiftung beitragen können, darunter modifiziertes Citruspektin, ein modifizierter Alginatkomplex, Alpha-Liponsäure, N-Acetylcystein, Knoblauch und Selen.

Modifiziertes Citruspektin und modifizierter Alginatkomplex

Bei modifiziertem Citruspektin (MCP) handelt es sich um eine spezielle Form von Pektin (aus der Schale und dem Fruchtfleisch von Zitrusfrüchten gewonnen), das chemisch verändert wurde, um im Darm leichter vom Körper aufgenommen zu werden. Studien haben gezeigt, dass 15 g modifiziertes Citruspektin täglich Schwermetalle im Körper reduzieren kann.[65] In einer Studie an Kindern, die vier Wochen lang eine Gesamtdosis von 15 g MCP (aufgeteilt auf drei Gaben) täglich erhielten, zeigte sich eine drastisch gesunkene Bleikonzentration im Blutserum (161 Prozent durchschnittlich) und ein deutlicher Anstieg im 24-Stunden-Urin (132 Prozent), ohne dass unerwünschte Nebenwirkungen beobachtet wurden.[66] In Kombination mit dem modifizierten Alginatkomplex (MAC), einem weiteren komplexen Kohlenhydrat, kann die MCP-Dosis, die zur Senkung der Schwermetallbelastung erforderlich ist, gesenkt werden. In einer Studie, in der 900 bis 2400 mg MCP kombiniert mit 1350 bis 3600 mg MAC verabreicht wurden, wurde die Blei- und Quecksilberkonzentration durchschnittlich um 74 Prozent gesenkt.[67] Eine ausreichende tägliche Zufuhr von MCP beläuft sich auf ca. 1,5 g, eine ausreichende tägliche Zufuhr von MAC auf ca. 2,25 g.

Alpha-Liponsäure

Anorganisches Quecksilber verbindet sich in der Leber mit Glutathion und wird dann über die Galle ausgeschieden. Insofern kann ein therapeutischer Ansatz, der dazu beiträgt, den Glutathion-Spiegel zu steigern, bei der Ausleitung dieses Schwermetalls aus dem Körper nützlich sein. Das Antioxidans Alpha-Liponsäure (ALA) kann den Glutathion-Status erhöhen. Außerdem hat sich gezeigt, dass ALA die Freisetzung von Glutathion in die Galle fördert. In Tierversuchen wurde ein Anstieg des Glutathion-Spiegels in der Galle mit einem Anstieg der Ausscheidung anorganischen Quecksilbers in Verbindung gebracht. ALA, das Ratten intravenös verabreicht wurde, konnte unmittelbar nach der Quecksilberaufnahme die Freisetzung von anorganischem Quecksilber in die Galle um 1200 bis 4000 Prozent steigern.[68] Empfohlen wird eine Tagesdosis von 600 mg ALA.

N-Acetylcystein

In Studien wurde nachgewiesen, dass die orale Verabreichung von N-Acetylcystein, eine Substanz, die ebenfalls den Glutathion-Spiegel erhöhen kann, in der Lage ist, das Ausscheiden von Methylquecksilber im Urin bei Mäusen erheblich zu beschleunigen.[69] Außerdem weist einiges darauf hin, dass die Fähigkeit von Quecksilber, sich in Leber und Nieren anzusammeln, in einem reziproken Verhältnis zu dem Vorrat von Substanzen, die als Nichtprotein-Sulfhydrylgruppen bekannt sind, stehen kann. In anderen Worten: Je mehr Nichtprotein-Sulfhydrylgruppen Sie haben, desto weniger wahrscheinlich ist es, dass sich Quecksilber in Ihrem Organismus ansammeln kann. N-Acetylcystein, eine Quelle dieser Verbindungen, hat sich als wirksames

Werkzeug gegen von Quecksilber verursachten Leber- und Nierenschädigungen erwiesen, indem es da den Quecksilberspiegel signifikant senkte.[70] Wenn Sie aus Ihrem Körper Schwermetalle ausleiten wollen, empfehlen wir eine Tagesdosis von 1200 mg NAC.

Knoblauchextrakt

Laboruntersuchungen von Knoblauchextrakt weisen darauf hin, dass diese Substanz Leukozyten (weiße Blutzellen) vor einer durch Methylquecksilber hervorgerufenen Schädigung schützen kann.[71] In Tierversuchen wurde nachgewiesen, dass Knoblauch vor einer Methylquecksilber- und Phenylquecksilbervergiftung und Ansammlung dieser Substanzen in den Organen sowie vor der durch Methylquecksilber ausgelösten Produktion von potenziell schädlichen Enzymen schützen kann.[72] Empfohlen wird eine Tagesdosis von 1200 mg (geruchlosem) Knoblauchextrakt oder -konzentrat.

Selen

Wie bereits in Kapitel 4 erläutert, ist Selen ein lebenswichtiges Spurenelement. Die Form von Selen, die als Selenid bekannt ist, geht eine extrem stabile, unlösbare Verbindung mit Quecksilber ein und transportiert es durch die Zellmembranen hin zur Ausscheidung. Dadurch wird der Quecksilberspiegel im Körper gesenkt und Symptome einer Quecksilbervergiftung gelindert. Extrem positive Ergebnisse einer ergänzenden Selen-Gabe zeigten sich bei 103 Dorfbewohnern in China, die über einen langen Zeitraum hinweg Quecksilber ausgesetzt gewesen waren. Sie erhielten 100 mcg (oder µg) organisches Selen täglich in Form von mit Selen angereicherter Hefe. Dadurch konnte die Quecksilberausscheidung signifikant erhöht und zwei Biomarker von oxidativem Stress im Urin gesenkt werden.[73] Diese Tagesdosis wird auch empfohlen.

Zusammenfassung

Es gibt eine Vielzahl von Substanzen, die die natürlichen Entgiftungsprozesse im Organismus unterstützen können. Um dem Körper den grundlegenden Schutz zu liefern, den er gegen die konstante Ansammlung der Toxine, denen wir täglich ausgesetzt sind, braucht, kann eine tägliche Nahrungsergänzung durch die zuvor beschriebenen Substanzen empfohlen werden. Falls nötig, sind auch höhere Dosierungen empfehlenswert. Indem Sie das Entgiftungssystem Ihres Körpers unterstützen, tragen Sie auch zu Ihrer Blutgesundheit bei.

Kapitel 9 – Ergänzende Therapien

Neben Ernährung und Nahrungsergänzungsmitteln gibt es einige Komplementärtherapien, die bei der Förderung des Entgiftungsprozesses und bei der Erhaltung der Blutgesundheit hilfreich sein können. Der Wert dieser Therapien, die im Idealfall von medizinisch geschultem Personal ausgeführt oder überwacht werden sollten, ist von glaubwürdigen Studien untermauert worden. Im folgenden Kapitel werden wir diese Methoden kurz vorstellen: Saunatherapie, Hydrotherapie, Massagetherapie, Chelattherapie und Meditation. Auf detaillierte Anleitungen haben wir an dieser Stelle aus oben genanntem Grund verzichtet.

Saunatherapie

Eine Saunatherapie kann Symptome einer toxischen Schädigung lindern.[1 2] Wer gesundheitliche Probleme hat, sollte sich jedoch zuvor unbedingt von seinem Arzt beraten lassen.

Im Allgemeinen denkt man bei einer Sauna an die finnische Version - ein holzverkleideter, aufgeheizter Raum, in dem die Temperatur im oberen Bereich zwischen 80 und 95 Grad Celsius beträgt und die Luftfeuchtigkeit bei 5 bis 10 Prozent liegt. Möchte man das Saunieren therapeutisch angehen, sitzt man zwei- bis dreimal hintereinander zehn bis maximal zwanzig

Minuten in der Sauna und kühlt sich nach jedem Saunagang mit kalten Wassergüssen ab.[3]

Saunieren kann eine effiziente vorbeugende Maßnahme gegen kardiovaskuläre Probleme sein. Es kann den Blutdruck senken und den Blutkreislauf sowie die Herzfunktion unterstützen. Wenn man aus diesen Gründen sauniert, reichen kürzere Saunagänge aus. Aber es kann auch die Ausscheidung fettlöslicher Xenobiotika (Fremdstoffe) fördern. So wurde zum Beispiel festgestellt, dass die Kadmium- und Nickelkonzentration im Schweiß höher ist als im Urin, dass Schwitzen also bei diesen Toxinen eine vorzügliche Entgiftungsmethode ist.[4] Um die Ausscheidung von Schwermetallen oder anderen Fremdstoffen zu fördern, sind längere Saunagänge nötig, und diese sollten unbedingt medizinisch überwacht werden. Jedenfalls ist die Saunatherapie ein praktischer und unter medizinischer Anleitung sicherer Weg, um Blutentgiftung und den Blutkreislauf zu unterstützen.[5]

Hydrotherapie

Hydrotherapie, eine Heilbehandlung mit Wasser in Form von Bädern, Waschungen, Güssen, Dampfbädern, Inhalation und Ähnlichem wird bei etlichen gesundheitlichen Problemen empfohlen. Sie ist seit Hunderten von Jahren ein fester Bestandteil der alternativen Heilkunde und wird auch heute noch von Physiotherapeuten, Ergotherapeuten und Heilpraktikern angewendet. Therapeutische Wirkungen auf spezielle Körpersysteme werden mit individuell abgestimmter Anwendung von Wasser erzielt, wobei Wasserdruck und Wassertemperatur eine große

Rolle spielen.[6] In der Hydrotherapie kommen auch Sprudelbäder, Unterwassermassagen und Mineralbäder zum Einsatz.

Der Kreislauf sowie die Ausscheidung von Toxinen auf den wichtigsten Entgiftungswegen - über Haut, Nieren, Leber, Darm und Lymphsystem - kann dadurch gesteigert werden. Unterschiedliche Temperaturen und unterschiedlicher Wasserdruck vermögen den Blutkreislauf und die Kontraktionen der glatten Muskulatur anzuregen. Außerdem können Sie sich von der Hydrotherapie dazu inspirieren lassen, ein kleines Verwöhnsystem in Ihren Alltag zu integrieren, was Ihrem Wohlbefinden zuträglich ist und den Blutdruck senken kann.

In einer Studie wurde nachgewiesen, dass Hydrotherapie bei der Behandlung einer Bleivergiftung hilfreich sein kann.[7] In dieser Studie zeigte sich, dass sich unter Hydrotherapie die Ausscheidung von Blei um 250 Prozent erhöhte. Bei Menschen, die im Winter schwimmen, wurde ein Anstieg von reduziertem Glutathion in roten Blutzellen nachgewiesen.[8] In einer anderen Studie wurde bewiesen, dass die Anwendung von feuchten Tüchern kognitive Funktionen statistisch signifikant steigern konnte.[9] Auch zur Linderung von Symptomen der Arthrose und Osteoarthritis sowie zur Linderung von Muskelverspannungen trägt die Hydrotherapie erwiesenermaßen bei.[10] [11] [12] [13]

Massagen

Massagen können bei der Behandlung vieler Erkrankungen nützlich sein. Oft lindern sie Symptome wie Kopfschmerzen, Myalgien (Muskelschmerzen) und Müdigkeit und verbessern die Funktionen mancher Organe. Der Kreislauf wird systematisch angeregt, was die bessere Versorgung des ganzen Gewebes mit Nährstoffen und die Ausscheidung von Toxinen aus dem Blutfluss ankurbelt. Dazu dienen zum Beispiel streichende, mit der Handfläche ausgeführte Bewegungen (Effleurage) und Kneten und Walken des Körpers (Petrissage).

Massagen unterstützen das Lymphsystem. Sie fördern den Fluss der Lymphe in die Zellzwischenräume und die Ausscheidung von Toxinen aus dem Körper. Wenn die Zellzwischenräume verschlacken, wird der Fluss der Lymphe durch die Lymphgefäße beeinträchtigt. Auch der Fluss zu Gewebezellen kann abnehmen, sodass deren Versorgung mit Nährstoffen und der Stoffwechsel verlangsamt wird. Wird der Lymphfluss durch Massagen gefördert, werden die Zellen besser mit Nährstoffen und mit Baustoffen zur Erneuerung des Gewebes versorgt.[14] Studien weisen darauf hin, dass Massagen genügend Druck erzeugen können, um Lymphe durch die Lücken zwischen Endothelzellen der Lymphgefäße zu pressen. Außerdem wurde beobachtet, dass eine durch Massagen erhöhte Hauttemperatur weitere Verbindungen zwischen Endothelzellen dazu bringen kann, sich zu öffnen. Beide Faktoren tragen vermutlich zur Steigerung des Drainage-Effekts bei einer Lymphmassage bei.[15]

Der Lymphfluss kann zwar auch durch allgemeine Massagetechniken gefördert werden, doch besonders geeignet sind spezielle Techniken, darunter die Lymph-Effleurage und eine Wechseldruckmassage. Diese Techniken können an den meisten Körperstellen alternierend eingesetzt werden.

Massagen können auch die Durchblutung bestimmter Organe, darunter Nieren, Leber und Haut, verbessern. Dazu dient zum Beispiel die intermittierende Kompressionsmassage (abwechselnd wird Druck ausgeübt und wieder gelöst). Eine Ganzkörpermassage wie auch eine rein lokale im Nierenbereich steigert den Blutfluss in und aus den Nieren. Dadurch werden die Filter- und Ausscheidungsprozesse unterstützt. Eine systematische Lymphmassage führt zu ähnlichen Ergebnissen. Auch die Leber kann von äußerlich ausgeführtem Druck beeinflusst werden, etwa durch das darüber liegende Zwerchfell oder Palpation. Mit Knetbewegungen wird genügend Druck durch das Gewebe ausgeübt, um die Durchblutung zu beeinflussen.

Sitzen versus Stehen

Vermutlich haben auch Sie schon einmal erlebt, dass es in Ihren Füßen kribbelt und sticht, wenn Sie lange gesessen haben. Dieses unangenehme Gefühl stellt sich ein, wenn die Durchblutung der unteren Extremitäten reduziert wird. Bei Übergewicht kann zu langes Sitzen zu weit negativeren Folgen auf die Durchblutung führen. Um die natürlichen Entgiftungswege Ihres Körpers zu unterstützen, müssen Sie dafür sorgen, dass Ihr Blut optimal fließen kann. Wenn Sie also viel Zeit im Sitzen verbringen, sollten Sie unbedingt gelegentlich aufstehen und ein bisschen herumlaufen. Bewegung fördert nicht nur die Durchblutung, sondern auch die Verdauung. Beide Systeme sind an der Ausscheidung schädlicher Substanzen aus Ihrem Körper beteiligt.

Massagen fördern die Durchblutung der Leber durch die hepatische Pfortader. Sie können auch die Versorgung der Leber mit sauerstoffreichem Blut durch die Leberarterie steigern. Außerdem fördern sie die Durchblutung an den Seiten der Leberlappen sowie durch die zentralen und hepatischen Venen und die obere Hohlvene. Der mechanische Druck der Massagetechnik und die daraus resultierende Steigerung des Blutflusses kann die Leber dazu anregen, mehr Galle zu produzieren, was wiederum zu einer Senkung des Cholesterinspiegels führen kann. Außerdem fördern Massagen die Durchblutung der Haut und reinigen verstopfte Poren.

Chelattherapie

Bei der Chelattherapie wird dem Körper eine Lösung zugeführt, die bestimmte Wirkstoffe, die sogenannten Chelatoren bzw. Chelatbildner, enthält, an die sich Metalle im Blut binden und so aus dem Körper ausgeschieden werden können. Die Chelatoren verbinden sich durch eine Art Klauengriff mit Metallen (das griechische Wort »chele« heißt übersetzt »Klaue«) und formen ringartige Strukturen, die durch den Urin ausgeschieden werden. Die Chelattherapie kann zwar eine wichtige Behandlung zur Ausscheidung toxischer Metalle wie Blei und Quecksilber aus Blut und Gewebe sein, doch Chelatbildung kann auch auf natürliche Weise vonstattengehen, wenn auch in abgeschwächter Form zum Beispiel durch Zwiebeln und Knoblauch oder die Einnahme bestimmter Aminosäuren. Doch die stärkste Wirkung zeigt eine intravenöse Chelattherapie, abgekürzt ICT.

ICT ist eine von der Food and Drug Administration anerkannte Behandlung zur Ausleitung von Schwermetallen aus dem Körper bei schweren Vergiftungen. Eine wiederholte Behandlung wird auch vorgenommen, um Blutgefäßentzündungen, die von bestimmten Metallen verursacht worden sind, zu kurieren. Sie wird auch zur Senkung der Gesamtbelastung des Körpers mit diesen Metallen, vor allem Blei, angewandt. Dabei wird oft EDTA (Ethylen-Diamin-Tetra-Acetat) verwendet, weshalb die Behandlung manchmal auch als EDTA-Chelattherapie bezeichnet wird.

Mit der EDTA-Chelattherapie werden auch degenerative Gefäßerkrankungen wie Atherosklerose behandelt, vor allem bei Diabetes. Auch gegen ein Fortschreiten von Nervenschädigungen im Zusammenhang mit hohem Blutzucker (diabetische Neuropathie) hat sich diese Therapie als wirksam erwiesen. Außerdem wurde Chelattherapie bei der Behandlung von Makuladegeneration, Osteoporose, milder bis gemäßigter Alzheimer-Erkrankung, autoimmunen Erkrankungen und myalgischer Enzephalomyelitis, dem chronischen Erschöpfungssyndrom (CFS), das manchmal mit einer hohen Konzentration von Schwermetallen assoziiert wird, eingesetzt. Allerdings gibt es nicht sehr viele Forschungsberichte, die solche Einsätze unterstützen.[16]

Ärzte sollten eine spezielle ICT-Ausbildung haben, um die richtigen Tests und Behandlungen vorzunehmen, auch wenn diese Behandlung in der Schulmedizin normalerweise nicht Gegenstand der Ausbildung ist. In den USA ist das American College for the Advancement of Medicine (ACAM) vermutlich die anerkannteste Ausbildungsstätte für Allgemeinmediziner und Naturheilärzte, die sich in ICT fortbilden lassen wollen. Dort werden Ärzte geschult, wie sie eine Schwermetallvergiftung erkennen und behandeln können. Daneben wird bei dieser Ausbildung zur Optimierung der Chelattherapie auch ein Blick auf Ernährung und Nährstoffe geworfen.

Meditation

Ähnlich wie bei anderen Lebewesen bildete sich bei unseren Vorfahren ein Instinkt heraus, der bei drohender Gefahr ihr Überleben sichern sollte: die Kampf-oder-Flucht-Reaktion (fight-or-flight-response). Wenn Sie sich in einer unmittelbaren Gefahr befinden, fördert das sympathische Nervensystem die Produktion einer Reihe von Hormonen, darunter Cortisol. Diese Reaktion steigert temporär Wachheit, Kraft und Geschwindigkeit und bereitet Sie darauf vor, vor einem Angriff zu fliehen oder ihn abzuwehren. Unseren Vorfahren war diese Reaktion sehr nützlich, denn sie half ihnen, angesichts realer lebensbedrohlicher Situationen zu überleben, doch heute ist sie eher schädlich als nützlich.

In unserem Alltag sind wir nicht mehr mit todbringenden Tigern oder Löwen konfrontiert, dafür aber mit einer Vielzahl psychischer Stressoren - Verkehrsstaus, überfällige Rechnungen, Termine in der Arbeit, ruppige Vorgesetzte, Mobbing in der Schule oder im Berufsleben etc. Leider können diese psychischen Stressfaktoren dieselbe Kampf-oder-Flucht-Reaktion auslösen wie physische Bedrohungen. Außerdem sind diese Stressfaktoren so verbreitet, dass Ihr Nervensystem ständig Überstunden einlegen muss und Ihr Blut mit Hormonen überflutet, deren Spiegel nicht ständig erhöht sein sollte. Ein erhöhter Cortisolspiegel - Cortisol ist das bekannteste »Stresshormon« - fördert zwar Konzentration und Wachheit, verlangsamt dafür aber andere körperliche Funktionen wie Verdauung und Entgiftung. Ein ständig erhöhter Cortisolspiegel ist definitiv gesundheitsschädlich.

Meditation trägt erwiesenermaßen dazu bei, den Cortisolspiegel zu senken. Regelmäßiges Meditieren kann das Nervensystem daran hindern, auf stresserzeugende Situationen übermäßig zu reagieren, und den Cortisolspiegel den ganzen Tag lang im Normbereich halten. Wenn Sie Meditation in Ihren Alltag integrieren, erkennen Sie vielleicht auch, wie wichtig es ist, auf sich selbst zu achten. Vielleicht fällen Sie dann auch die richtigen Entscheidungen, die für Ihr Blut und Ihre Gesundheit ganz allgemein förderlich sind.

Zusammenfassung

Jede der in diesem Kapitel vorgestellten begleitenden Therapien kann bei Ihren Bestrebungen, Toxine aus Ihrem Blut und ganz allgemein aus Ihrem Körper auszuscheiden, sinnvoll sein. Abgesehen von der Meditation sollten Sie sich bei all diesen Therapien unbedingt fachlich unterstützen lassen. ICT darf sogar nur von medizinisch geschultem Personal vorgenommen werden. Für Massagen gibt es ausgebildete Masseure, bei Hydrotherapie sollten Sie sich an einen Naturheilpraktiker wenden. In die Sauna können Sie zwar auch ohne fachliche Begleitung gehen, doch Sie sollten sich vorher von einem Fachmann beraten lassen, was die Länge und Häufigkeit Ihrer Saunasitzungen angeht. Egal ob Sie nun eine oder all diese Möglichkeiten ausprobieren, schon allein die Zeit, in der Sie sich darauf konzentrieren, sich um sich selbst zu kümmern, beeinflusst die Art und Weise, wie Sie Ihr Leben angehen, positiv – und ist Ihrer Gesundheit zuträglich.

Schlussbemerkungen

Nachdem Sie nun viele nützliche Informationen erhalten haben, bleibt eine Frage: Wie integrieren Sie das, was Sie jetzt wissen, in Ihren Alltag? Zu verstehen, was man für seine Blutgesundheit tun sollte, ist das eine, es auch wirklich zu tun, etwas völlig anderes. Der erste Schritt, ein paar Veränderungen in Ihrem Leben vorzunehmen, besteht darin, sich über das »Warum« klar zu werden. Der Grund, bestimmte Lebensmittel zu bevorzugen und aktiv zu werden, liegt nicht nur darin, mit Genugtuung zur Kenntnis zu nehmen, dass Ihre Blutwerte auf dem Papier in Ordnung sind. Der Grund, seine Alltagsroutine zu verändern, liegt vor allem auch darin, mögliche Gesundheitsprobleme wie Herzerkrankungen, Krebs, Schlaganfall und Typ-2-Diabetes zu vermeiden.

Wenn Sie Ihrem Körper geben, was er braucht, um optimal zu funktionieren, werden die natürlichen Wege der Entgiftung und Blutreinigung Schadstoffe aus Ihrem Blut eliminieren, also Stoffe, die mit den oben erwähnten Erkrankungen im Zusammenhang stehen. Mit anderen Worten: Es liegt in Ihren Händen, ein bedeutendes Maß an Kontrolle über Ihre Gesundheit zu übernehmen. Nachdem Sie jetzt wissen, was sich in Ihrem Blut befindet und was Sie dagegen oder dafür tun sollten, müssen Sie sich in Ihrem Leben nicht mehr wie ein Beifahrer fühlen, der passiv dasitzt im Glauben, alles, was in seinem Körper geschieht, hänge allein von der Genlotterie ab. Mit diesem Buch wollen wir Ihnen helfen, das Lenkrad in die Hände zu nehmen und aktiv ein gesünderes, glücklicheres Leben anzusteuern.

Sie sehen jetzt, warum Sie die Ratschläge in diesem Buch befolgen und Ihre Gewohnheiten ändern sollten. Und das ist gar nicht so schwer: Legen Sie bei Ihrem Speiseplan besonderen Wert auf Vollkornprodukte, nicht stärkehaltiges Gemüse, Obst, Hülsenfrüchte und Nüsse. Wenn Sie sich für eine überwiegend pflanzenbasierte Ernährung entscheiden und den Verzehr von rotem Fleisch stark einschränken, leisten Sie bereits einen entscheidenden Beitrag zu Ihrer Blutgesundheit. Wenn Sie beim Kochen mit Kräutern und Gewürzen arbeiten (und weniger Salz verwenden) und Ihre Lebensmittel so zubereiten, dass möglichst viele Nährstoffe erhalten bleiben, wird das Ihrer Blutgesundheit ganz besonders zuträglich sein.

Abgesehen von der Ernährung ist es wichtig, auf eine bewusste Atmung zu achten; denn damit erhöhen Sie den Sauerstoffgehalt und somit auch die Gesundheit Ihres Blutes. Man kann schon allein dadurch besser atmen, wenn man eine aufrechte Haltung einnimmt, mehr lacht und ab und zu meditiert. Auch Massagen können hilfreich sein, weil sie den Fluss des sauerstoffhaltigen Blutes in die Gewebe, die Sauerstoff benötigen, fördern.

Nicht zuletzt können Sie mit bestimmten Nahrungsergänzungsmitteln die natürlichen Entgiftungswege Ihres Körpers unterstützen oder auch die ein oder andere Komplementärtherapie ausprobieren – Sauna, Hydrotherapie oder eben Massagen. Sie alle fördern den Entgiftungsprozess und einen gesunden Blutkreislauf. Ihr Blut ist das hauptsächliche Transportmittel für nützliche wie auch schädliche Substanzen. Es ist das Fundament für Ihre Gesundheit. Dass Sie beträchtlichen Einfluss auf Ihr Blut nehmen können, bedeutet, dass Sie Ihre Gesundheit zu großen Stücken selbst in der Hand haben. Machen Sie das Beste aus den Informationen, die wir Ihnen gegeben haben.

Danksagung

Mein Dank gilt Rudy Shur, der stets an die Bedeutung dieses Projekts geglaubt hat. Außerdem möchte ich unserem Lektor Michael Weatherhead danken, der bei der Fertigstellung dieses Buches wertvolle Dienste geleistet hat. Schließlich noch ein dickes Dankeschön an meine Frau Gail, unsere Kinder Alanna und Evan und unsere Enkelkinder Lily und Ryan, die mich bei diesem Buch im letzten Jahr nach Kräften unterstützt haben.

Earl Mindell

Dieses Buch zu schreiben war wie eine Reise, bei der mich einige Menschen ganz besonders unterstützt haben, denen ich dafür sehr dankbar bin. Als Allererstes möchte ich mich bei unserem Verleger Rudy Shur bedanken, der mich auch dann noch unterstützt hat, als die Ablieferung meines Manuskripts auf sich warten ließ. Danke auch unserem Lektor Michael Weatherhead für seinen fachkundigen Rat und seinen stilistischen Beistand. Zu guter Letzt möchte ich mich bei meiner Frau Kathy und meinem Sohn Jameson bedanken, die in Kauf nehmen mussten, dass ich Zeit vom Familienleben abknapsen musste, und mich trotzdem unterstützten.

Gene Bruno

Endnoten

Kapitel 1

1. Betts J. G., Desaix P., Johnson E., et al. *Anatomy & Physiology.* Houston, TX: OpenStax, 2013.
2. Maton, A., Hopkins, J., McLaughlin, C. W., Susan J., Warner, M. Q., LaHart, D., and J. D. Wright. *Human Biology and Health.* Englewood Cliffs, New Jersey: Prentice Hall, 1993.
3. Alberts B., Johnson, A., Lewis, J., Raff, M., Roberts, K., and P. Walter. *Molecular Biology of the Cell.* 4th Ed. New York: Garland Science, 2002.
4. Doan, Charles A. »The White Blood Cells in Health and Disease.« Bull NY Acad Med 30, 6 (Jun. 1954): 415–428.
5. Laki, K. »Our ancient heritage in blood clotting and some of its consequences.« *Ann NY Acad Sci* 202 (Dec. 8, 1972): 297–307.
6. Abelow, B. *Understanding Acid-Base.* New York: Lippincott Williams & Wilkins, 1998.
7. Garrett, R. H., and C. M. Grisham. *Biochemistry.* Boston: Cengage Learning, 2010.
8. Xu L., and I. J. Fidler. »Acidic pH-induced elevation in interleukin 8 expression by human ovarian carcinoma cells.« *Cancer Research* 60, 16 (Aug. 15, 2000): 4610–4616.
9. Rafiee, P., Nelson, V. M., Manley, S., Wellner, M., Floer, M., Binion, D. G., and R. Shaker. »Effect of curcumin on acidic pH-induced expression of IL-6 and IL-8 in human esophageal epithelial cells (HET-1A): role of PKC, MAPKs, and NF-kappaB.« *Am J Physiol Gastrointest Liver Physiol* 296 (2009): G388–G398.
10. Krieger, N. S., Sessler, N. E., and D. A. Bushinsky. »Acidosis inhibits osteoblastic and stimulates osteoclastic activity in vitro.« *Am J Physiol* 262, 3 Pt 2 (Mar. 1992): F442–F448.
11. Arnett, T. R., and D. W. Dempster. »Effect of pH on bone resorption by rat osteoclasts in vitro.« *Endocrinology* 119, 1 (Jul. 1986): 119–124.
12. Arnett, T. R., and M. Spowage. »Modulation of the resorptive activity of rat osteoclasts by small changes in extracellular pH near the physiological range.« *Bone* 18, 3 (Mar. 1996): 277–279.
13. Grinspoon, S. K., Baum, H. B., Kim, V., Coggins, C., and A. Klibanski. »Decreased bone formation and increased mineral dissolution during acute fasting in young women.« *J Clin Endocrinol Metab* 80, 12 (Dec. 1995): 3628–3633.
14. U.S. Department of Agriculture and U.S. Department of Health and Human Services. *Dietary Guidelines for Americans,* 2010. 7th Edition. Washington, D.C.: U.S. Government Printing Office, December 2010.
15. »Report Card on the Quality of Americans' Diets.« *Nutrition Insights* Insight 28. USDA Center for Nutrition Policy and Promotion, December 2002.
16. »Diet Quality of Americans in 2001–02 and 2007–08 as Measured by the Healthy Eating Index-2010.« Nutrition Insight 51. USDA Center for Nutrition Policy and Promotion, April 2013.
17. Frassetto, L., Morris, R. C. Jr., Sellmeyer, D. E., Todd, K., and A. Sebastian. »Diet, evolution and aging: The pathophysiologic effects of the post-agricultural inversion of the potassium-to-sodium and base-to-chloride ratios in the human diet.« *Eur J Nutr* 40 (2001): 200–213.
18. Schwalfenberg, G. K. »The Alkaline Diet: Is There Evidence That an Alkaline pH Diet Benefits Health?« *Journal of Environmental and Public Health* Volume 2012, Article ID 727630, 7 pages: doi: 10.1155/2012/727630.
19. Centers for Disease Control and Prevention. »Physical Activity Facts.« cdc. gov. https://www.cdc.gov/healthyschools/physicalactivity/facts.htm (accessed Apr. 9, 2018).
20. Myers J. »Exercise and Cardiovascular Health.« *Circulation* 107, 1 (2003): e2–e5.
21. Ibid.
22. United States Environmental Protection Agency. »2010 Toxics Release Inventory National Analysis Overview.« epa.gov. https://www.epa.gov/sites/production/files/documents/2010_national_analysis_overview_document.pdf (accessed Jan. 17, 2016).
23. Ashford, N., and C. Miller. *Chemical Exposures: Low Levels and High Stakes.* 2nd Ed. New York: John Wiley & Sons, Inc.,1998.
24. Terr, A. »Environmental Illness: A Clinical Review of 50 Cases.« *Arch Intern Med* 146, 1 (Jan. 1986): 145–149.
25. Lawson, L. *Staying Well in a Toxic World.* Chicago: The Nobel Press, Inc., 1993.
26. Shin, S., Fauman, E. B., Petersen, A., et al. »An atlas of genetic influences on human blood metabolites.« *Nature Genetics* 46 (2014): 543–550.
27. National Heart, Lung, and Blood Institute. »Sickle Cell Disease.« nhlbi.nih. gov. https://www.nhlbi.nih.gov/health-topics/sickle-cell-disease (accessed Aug. 2, 2016).

28. Starr, P. S. »Genetic blood disorders: Questions you need to ask.« *J Fam Pract* 61, 1 (Jan. 2012): 30-37.
29. Ibid.
30. Ibid.
31. Ibid.
32. Mayo Clinic. »Leukemia: Risk factors.« mayoclinic.org. http://www.mayoclinic.org/diseases-conditions/leukemia/basics/risk-factors/con-20024914 (accessed Jan. 17, 2017).
33. Carey, N. *Epigenetics Revolution: How Modern Biology Is Rewriting Our Understanding of Genetics, Disease and Inheritance.* London: Icon Books, 2011.
34. Betts J.G., Desaix P., Johnson E., et al. Anatomy & Physiology. Houston, TX: OpenStax, 2013.
35. Ibid.
36. Ibid.
37. Ibid.
38. Ibid.
39. Ibid.

Kapitel 2

1. LaValle J. B. *Your Blood Never Lies: How to Read a Blood Test for a Longer, Healthier Life.* Garden City Park, NY: Square One Publishers, 2013.
2. U.S. Department of Health and Human Services and U.S. Department of Agriculture. »Dietary Guidelines for Americans 2015-2020. Eighth Edition.« health.gov. http://health.gov/dietaryguidelines/2015/guidelines (accessed Jan. 8, 2016).
3. U.S. Department of Agriculture Agricultural Research Service. »What We Eat in America, NHANES 2011-2012.« ars.usda.gov. http://www.ars.usda.gov/SP2UserFiles/Place/80400530/pdf/1112/tables_1-40_2011-2012.pdf (accessed Jan. 8, 2016).
4. Roger, V. L., Go, A. S., Lloyd-Jones, D. M., Adams, R. J., Berry, J. D., Brown, T. M., et al. »Heart disease and stroke statistics—2011 update: a report from the American Heart Association.« *Circulation* 123, 4 (Feb. 2011): e18-e209.
5. Danaei, G., Ding, E. L., Mozaffarian, D., Taylor, B., Rehm, J., Murray, C. J., et al. »The preventable causes of death in the United States: comparative risk assessment of dietary, lifestyle, and metabolic risk factors.« *PLoS Med* 6, 4 (Apr. 28, 2009): e1000058.
6. Stampfer, M. J., Malinow, R., Willett, W. C., et al. »A prospective study of plasma homocyst(e)ine and risk of myocardial infarction in US physicians.« *JAMA* 268, 7 (Aug. 19, 1992): 877-881.
7. Bostom, A. G., Silbershatz, H., Rosenberg, I. H., et al. »Nonfasting plasma total homocysteine levels and all-cause and cardiovascular disease mortality in elderly Framingham men and women.« *Arch Intern Med* 159, 10 (May 24, 1999): 1077-1080.
8. Tiemeier, H., van Tuijl, H. R., Hofman, A., et al. »Vitamin B_{12}, folate, and homocysteine in depression: the Rotterdam study.« *Am J Psychiatry* 159, 12 (Dec 2002): 2099-2101.
9. Regland, B., Andersson, M., Abrahamsson, L., et al. »Increased concentrations of homocysteine in the cerebrospinal fluid in patients with fibromyalgia and chronic fatigue syndrome.« *Scand J Rheumatol* 26, 4 (1997): 301-307.
10. Ho, R. C., Cheung, M. W., Fu, E., Win, H. H., Zaw, M. H., Ng, A., and A. Mak. »Is high homocysteine level a risk factor for cognitive decline in elderly? A systematic review, meta-analysis, and meta-regression.« *Am J Geriatr Psychiatry* 19, 7 (Jul. 2011): 607-617.

Kapitel 3

1. Rutter, M., and R. Russell-Jones, eds. Lead versus Health: Sources and Effects of Low Level Lead Exposure. Chichester, NY: John Wiley & Sons, 1983.
2. Yost, K. J. »Cadmium, the environment and human health. An overview.« *Experentia* 40 (1984): 157-164.
3. Gerstner, B. G., and J. E. Huff. »Clinical toxicology of mercury.« *J Toxicol Environ Health* 2, 3 (Jan. 1977): 471-526.
4. Nation, J. R., Hare, M. F., Baker, D. M., et al. »Dietary administration of nickel: effects on behavior and metallothionein levels.« *Physiol Behavior* 34, 3 (Mar. 1985): 349-353.
5. Editorial. »Toxicologic consequences of oral aluminum.« *Nutr Rev* 45 (1987): 72-74.
6. Passwater, R. A., and E. M. Cranton. *Trace Elements, Hair Analysis and Nutrition.* New Canaan, CT: Keats, 1983.
7. Pizzorno J. E. Jr., and M. T. Murray. *Textbook of Natural Medicine.* Second Edition. Edinburgh: Churchill Livingstone, 1999.
8. Hunter, B. »Some food additives as neuroexcitors and neurotoxins.« *Clinical Ecology* 2 (1984): 83-89.
9. Cullen, M. R. *Workers with Multiple Chemical Sensitivities: Occupational Medicine State of the Art Reviews.* Philadelphia, PA: Hanley & Belfus, 1987.
10. Stayner, L. T., Elliott, L., Blade, L., et al. »A retrospective cohort mortality study of workers exposed to formaldehyde in the garment industry.« *Am J Ind Med* 13, 6 (1988): 667-681.
11. Kilburn, K. H., Warshaw, R., Boylen, C. T., et al. »Pulmonary and neurobehavioral effects of formaldehyde exposure.« *Archiv Environ Health* 40, 5 (Sep. 1985): 254-260.
12. Sterling, T. D., and A. V. Arundel. »Health effects of phenoxy herbicides.« *Scand J Work Environ Health* 12, 3 (Jun. 1986): 161-173.
13. Dickey L. D., Ed. *Clinical Ecology.* Springfield, IL: CC Thomas, 1976.
14. Lindstrom, K., Riihimaki, H., and K. Hanninen. »Occupational solvent exposure and neuropsychiatric disorders.« *Scan J Work Environ Health* 10, 5 (Oct. 1984): 321-323.

15. Pizzorno J. E. Jr., and M. T. Murray. *Textbook of Natural Medicine.* Second Edition. Edinburgh: Churchill Livingstone, 1999.

16. Ibid.

17. Murray, R. K., Granner, D. K., Mayes, P. A., and V. W. Rodwell. *Harper's Biochemistry.* 25th Ed. New York: McGraw Hill, 2000.

18. Lüllmann H., Mohr, K., Ziegler, A., and D. Bieger. *Color Atlas of Pharmacology.* 2nd Ed. Stuttgart: Thieme, 2000.

19. Roundtree, R. »The Use of Phytochemicals in the Biotransformation and Elimination of Environmental Toxins.« In *Medicines from the Earth 2003: Official Proceedings,* 115–128. Brevard, North Carolina: Gaia Herbal Research Institute, 2003.

20. Murray, R. K., Granner, D. K., Mayes, P. A., and V. W. Rodwell. *Harper's Biochemistry.* 25th Ed. New York: McGraw Hill, 2000.

21. Lüllmann H., Mohr, K., Ziegler, A., and D. Bieger. *Color Atlas of Pharmacology.* 2nd Ed. Stuttgart: Thieme, 2000.

22. Murray, R. K., Granner, D. K., Mayes, P. A., and V. W. Rodwell. *Harper's Biochemistry.* 25th Ed. New York: McGraw Hill, 2000.

23. Lüllmann H., Mohr, K., Ziegler, A., and D. Bieger. *Color Atlas of Pharmacology.* 2nd Ed. Stuttgart: Thieme, 2000.

24. Pacifici, G. M., Viani, A., Franch, M., Santerini, S., Temellini, A., Giuliani, L., and M. Carra. »Conjugation pathways in liver disease.« *Br J Clin Pharmac* 30 (1990): 427–435.

25. Liska, D. J. »The detoxification enzyme systems.« *Altern Med Rev 3,* 3 (Jun. 1998): 187–198.

26. Murray, R. K., Granner, D. K., Mayes, P. A., and V. W. Rodwell. *Harper's Biochemistry.* 25th Ed. New York: McGraw Hill, 2000.

27. Jakoby, W. B., and D. M. Ziegler. »The enzymes of detoxication.« *J Biol Chem* 265, 34 (Dec. 5, 1990) 265, 34: 20715–20718.

28. Liska D, Lynon M, Jones DS. Detoxification and Biotransformational Imbalances. In *Textbook of Functional Medicine,* edited by David S. Jones, 275–298. Gig Harbor, WA: Institute for Functional Medicine; 2006.

29. Liska, D. J. »The detoxification enzyme systems.« *Altern Med Rev 3,* 3 (Jun. 1998): 187–198.

30. Carey, W. D. *Current Clinical Medicine.* 2nd Ed. Philadelphia: Elsevier, 2010.

31. Ueda, K., Clark, D. P., Chen, C. J., et al. »The human multidrug resistance (mdr1) gene. cDNA cloning and transcription initiation.« *J Biol Chem* 262, 2 (Jan. 1987): 505–508.

32. Shade, C. »Mercury and the human detoxification system.« Klinghardt Academy. Sep. 11, 2010. http://www.klinghardtacademy.com/images/stories/powerpoints/microsilica%202009.pdf.

33. Pizzorno J. E. Jr., and M. T. Murray. *Textbook of Natural Medicine.* Second Edition. Edinburgh: Churchill Livingstone, 1999.

Kapitel 4

1. Whitney, E., and R. R. Rolfes. *Understanding Nutrition.* 11th ed. Belmont, CA: Thompson Learning, 2008.
2. Ibid.
3 Ibid.
4. Ibid.
5. Ibid.
6. Ibid.

Kapitel 5

1. Whitney, E., and R. R. Rolfes. *Understanding Nutrition.* 11th Ed. Belmont, CA: Thompson Learning, 2008.

2. Ibid.

3. Bazzano, L. A. »Effects of soluble dietary fiber on low-density lipoprotein cholesterol and coronary heart disease risk.« *Curr Atheroscler Rep* 10, 6 (Dec. 2008): 473–477.

4. O'Keefe, J. H., Gheewala, N. M., and J. O. O'Keefe. »Dietary strategies for improving post-prandial glucose, lipids, inflammation, and cardiovascular health.« *J Am Coll Cardiol* 51, 3 (Jan. 22, 2008): 249–55.

5. Ibid.

6. Jacobs, D. R. Jr., Marquart, L., Slavin, J., and L. H. Kushi. »Whole grain intake and cancer: an expanded review and meta-analysis.« *Nutrition and Cancer* 30, 2 (1998): 85–90.

7. Chatenoud, L., Tavani, A., La Vecchia, C., et al. »Whole grain intake and cancer risk.« *Int J Cancer 77,* 1 (Jul. 3, 1998): 24–28.

8. World Cancer Research Fund/American Institute for Cancer Research. Food, Nutrition, Physical Activity, and the Prevention of Cancer: a Global Perspective. Washington, DC: AICR, 2007.

9. Ibid.

10. Whitney, E., and R. R. Rolfes. *Understanding Nutrition.* 11th Ed. Belmont, CA: Thompson Learning, 2008.

11. Spence, J. D. »Stroke prevention in the high-risk patient.« *Expert Opin Pharmacother* 8, 12 (Aug. 2007): 1851–1859.

12. Mayo Clinic. »Mediterranean diet: a heart-healthy eating plan.« mayoclinic.org. https://www.mayoclinic.org/healthy-lifestyle/nutrition-and-healthy-eating/in-depth/mediterranean-diet/art-20047801 (accessed Jan. 21, 2018).

13. Ibid.

14. Willett, W. C., and M. J. Stampfer. »Rebuilding the food pyramid.« Scientific American 288, 1 (Jan. 2003): 66–67.

15. Whitney, E., and R. R. Rolfes. *Understanding Nutrition.* 11th Ed. Belmont, CA: Thompson Learning, 2008.

16. O'Keefe, J. H., Gheewala, N. M., and J. O. O'Keefe. »Dietary strategies for improving post-prandial glucose, lipids, inflammation, and cardiovascular health.« *J Am Coll Cardiol* 51, 3 (Jan. 22, 2008): 249–55.

17. Sartorelli, D. S., and M. A. Cardoso. »[Association between dietary carbohydrates and type 2 diabetes mellitus: epidemiological evidence.]« *Arq Bras Endocrinol Metabol* 50, 3 (Jun. 2006): 415–426.

18. U.S. Department of Agriculture. »All About the Grains Group.« choosemyplate.gov. https://www.choosemyplate.gov/grains (accessed Mar. 8, 2017).

19. Benzie, I. F., and S. W. Choi. »Antioxidants in food: content, measurement, significance, action, cautions, caveats, and research needs.« *Adv Food Nutr Res* 71 (2014): 1–53.

20. U.S. Department of Agriculture Agricultural Research Service. »USDA Food Composition Databases.« nal.usda.gov. https://ndb.nal.usda.gov/ndb (accessed Apr. 12, 2018).

21. Ibid.

22. Ibid.

23. U.S. Department of Agriculture. »All About the Fruit Group.« choosemyplate.gov. https://www.choosemyplate.gov/fruit (accessed Mar. 8, 2017).

24. Benzie, I. F., and S. W. Choi. »Antioxidants in food: content, measurement, significance, action, cautions, caveats, and research needs.« *Adv Food Nutr Res* 71 (2014): 1–53.

25. U.S. Department of Agriculture. »All About the Vegetable Group.« choosemyplate.gov. https://www.choosemyplate.gov/vegetables (accessed Mar. 8, 2017).

26. U.S. Department of Agriculture. »All About the Protein Foods Group.« choosemyplate.gov. https://www.choosemyplate.gov/protein-foods (accessed Mar. 8, 2017).

27. American Heart Association. »Meat, Poultry, and Fish: Picking Healthy Proteins.« heart.org. https://healthyforgood.heart.org/eat-smart/articles/meat-poultry-and-fish-picking-healthy-proteins (accessed Nov. 11, 2017).

28. SELFNutritionData. »Chickpeas (garbanzo beans, bengal gram), mature seeds, cooked, boiled, without salt. Nutrition Facts & Calories.« self.com. http://nutritiondata.self.com/facts/legumes-and-legume-products/4326/2 (accessed Mar. 8, 2018).

29. Birt, D. F., Boylston, T., Hendrich, S., et al. »Resistant starch: promise for improving human health.« *Advances in Nutrition* 4, 6 (Nov. 6, 2013): 587–601.

30. Sabaté J., Wien, M. »A perspective on vegetarian dietary patterns and risk of metabolic syndrome.« *British Journal of Nutrition* 113, Suppl 2 (Apr. 2015): S136–43.

31. Young, L. »Benefits of Nuts and Seeds: 7 Winners.« huffpost.com. https://www.huffpost.com/entry/healthy-foods_b_2115225 (accessed Mar. 12, 2018).

32. Massachusetts Department of Public Health. »Mass in Motion: Eating Better and Moving More.« mass.gov. https://www.mass.gov/mass-in-motion-eating-better-and-moving-more (accessed Mar. 12, 2018).

33. National Institutes of Health. »The Surgeon General's Report on Bone Health and Osteoporosis: What It Means to You.« bones.nih.gov. https://www.bones.nih.gov/health-info/bone/SGR/surgeon-generals-report (accessed Dec. 1, 2017).

34. National Institutes of Health National Heart, Lung, and Blood Institute. »Your Guide to Lowering Your Blood Pressure With DASH.« NIH Publication No. 06-4082. https://www.nhlbi.nih.gov/files/docs/public/heart/new_dash.pdf (accessed Dec. 1, 2017).

35. U.S. Department of Agriculture National Agricultural Library. »Organic Production/ Organic Food: Information Access Tools.« nal.usda.gov. https://www.nal.usda.gov/afsic/organic-productionorganic-food-information-access-tools (accessed Dec. 1, 2017).

36. Kristensen, E. S. »Food safety in an organic perspective.« 14th IFOAM Congress, Victoria, Canada. August 22nd 2002. http://orgprints.org/19/03/ Kristensen_IFOAM_2002.ppt (accessed May 25, 2005).

37. Ibid.

38. Magkos, F., Arvaniti, F., and A. Zampelas. »Organic food: nutritious food or food for thought? A review of the evidence.« *Int J Food Sci Nutr* 54, 5 (Sep. 2003): 357–371.

39. U.S. Department of Agriculture Agricultural Research Service. »USDA Food Composition Databases.« nal.usda.gov. https://ndb.nal.usda.gov/ndb (accessed Apr. 12, 2018).

40. Holmboe-Ottesen, G. »[Better health with ecologic food?]« *Tidsskrift Nor Laegeforen* 124, 11 (Jun. 3, 2004):1529–1531.

41. U.S. Department of Agriculture Agricultural Research Service. »USDA Food Composition Databases.« nal.usda.gov. https://ndb.nal.usda.gov/ndb (accessed Apr. 12, 2018).

42. Ibid.

43. Ibid.

44. Ibid.

45. Magkos, F., Arvaniti, F., and A. Zampelas. »Organic food: nutritious food or food for thought? A review of the evidence.« *Int J Food Sci Nutr* 54, 5 (Sep. 2003): 357–371.

46. U.S. Department of Agriculture Agricultural Research Service. »USDA Food Composition Databases.« nal.usda.gov. https://ndb.nal.usda.gov/ndb (accessed Apr. 12, 2018).

47. Ibid.

48. Ibid.

49. Holmboe-Ottesen, G. »[Better health with ecologic food?]« *Tidsskrift Nor Laegeforen* 124, 11 (Jun. 3, 2004): 1529–1531.

50. Atkins R. C. *Dr. Atkins' New Diet Revolution.* New York: Quill, 2002.

51. Brehm, B. J., Seeley, R. J., Daniels, S. R., et al. »A randomized trial comparing a very low carbohydrate diet and a calorie-restricted low fat diet on body weight and cardiovascular risk factors in healthy women.« *J Clin Endocrinol Metab* 88, 4 (Apr. 2003): 1617–1623.

52. Foster, G. D., Wyatt, H. R., Hill, J. O., et al. »A randomized trial of a low-carbohydrate diet for obesity.« *N Engl J Med* 348, 21 (May 22, 2003): 2082–2090.

53. Walker, C., and B. V. Reamy. »Diets for cardiovascular disease prevention: what is the evidence?« *Am Fam Physician* 79, 7 (Apr. 1, 2009): 571–578.

54. Mente, A., de Koning, L., Shannon, H. S., and S. S. Anand. »A systematic review of the evidence supporting a causal link between dietary factors and coronary heart disease.« *Arch Intern Med* 169, 7 (Apr. 13, 2009): 659–69.

55. Shai, I., Schwarzfuchs, D., Henkin, Y., et al. »Weight loss with a low-carbohydrate, Mediterranean, or low-fat diet.« *N Engl J Med* 359, 3 (Jul. 17, 2008): 229--241.

56. Krebs-Smith, S. M., and P. Kris-Etherton. »How does MyPyramid compare to other population-based recommendations for controlling chronic disease?« *J Am Diet Assoc* 107, 5 (May 2007): 830–837.

57. Douglass, J. M. »Raw diet and insulin requirements.« *Ann Intern Med* 82, 1 (Jan. 1975): 61–62.

58. Fontana, L., Meyer, T. E., Klein, S., and J. O. Holloszy. »Long-term low-calorie low-protein vegan diet and endurance exercise are associated with low cardiometabolic risk.« *Rejuvenation Res* 10, 2 (Jun. 2007): 225–234.

59. Key, T. J., Thorogood, M., Appleby, P. N., and M. L. Burr. »Dietary habits and mortality in 11,000 vegetarians and health conscious people: results of a 17 year follow up.« *BMJ* 313, 7060 (Sep. 28, 1996): 775–779.

60. Link, L. B., Hussaini, N. S., and J. S. Jacobson. »Change in quality of life and immune markers after a stay at a raw vegan institute: a pilot study.« *Complement Ther Med* 16, 3 (Jun. 2008): 124–130.

Kapitel 6

1. Jensen, F. B. »The dual roles of red blood cells in tissue oxygen delivery: oxygen carriers and regulators of local blood flow.« *J Exp Biol* 212, Pt 21 (Nov. 2009): 3387–3393.

2. Gibney, M. J., Lanham-New, S. A., Cassidy, A., and H. H. Vorster (Eds.). *Introduction to Human Nutrition.* 2nd Edition. West Sussex, UK: Wiley-Blackwell, 2009.

3. Pham-Huy, L. A., He, H., and C. Pham-Huy. »Free radicals, antioxidants in disease and health.« *Int J Biomed Sci* 4, 2 (Jun. 2008): 89–96.

4. Florence, T. M. »The role of free radicals in disease.« *Aust N Z J Ophthalmol* 23, 1 (Feb. 1995): 3–7.

5. Pham-Huy, L. A., He, H., and C. Pham-Huy. »Free radicals, antioxidants in disease and health.« *Int J Biomed Sci* 4, 2 (Jun. 2008): 89–96.

6. Alaska Department of Health and Social Services, Division of Public Health, Section of Injury Prevention and EMS. »Kapitel 4: Hypoxia and Oxygenation.« In *Alaska Air Medical Escort Training Manual.* 4th Ed. Juneau, AK: Alaska Department of Health and Social Services, 2006.

7. Ibid.

8. Ibid.

9. Pathway Medicine. »Carbon Monoxide and Oxygen Transport.« pathwaymedicine.org. http://www.pathwaymedicine.org/carbon-monoxide-and-oxygen-transport (accessed Jan. 18, 2018).

10. Siddiqui, A. »Effects of vasodilation and arterial resistance on cardiac output.« *J Clinic Experiment Cardiol* 2 (Dec. 20, 2011): 170.

11. Quastel, J. H. »Biochemical effects of administration of narcotics and alcohol.« In *Origins of Resistance to Toxic Agents: Proceedings of the Symposium held in Washington, D.C., March* 25–27, 1954 edited by Sevag M. G., Reid R. D., and R. E. Reynolds, 209–222. New York: Academic Press, 1955.

12. Sircus, M. *Anti-Inflammatory Oxygen Therapy.* Garden City Park, NY: Square One Publishers, 2015.

Kapitel 7

1. Jeffrey, E. H. »Diet and Detoxification Enzymes.« *The Proceedings from the 13th International Symposium of The Institute for Functional Medicine. Supplement to Alternative Therapies in Health and Medicine.* 2009: 98–S99.

2. Jones, W. *Cure Constipation.* Now. New York: Berkley Publishing Group; 2009.

3 Web MD. 2005–2011. »The Basics of Constipation.« Accessed April 19, 2011 http://www.webmd.com/digestive-disorders/digestive-diseases-constipation.

4. National Center for Health Statistics. »Dietary Intake of Macronutrients, Micronutrients, and Other Dietary Constituents: United States, 1988–94.« *Vital and Health Statistics* Series 11, Number 245. July, 2002.

5. Institute of Medicine. »Dietary, Functional, and Total Fiber. Dietary Reference Intakes for Energy, Carbohydrate, Fiber, Fat, Fatty Acids, Cholesterol, Protein, and Amino Acids.« Washington, D.C.: National Academies Press, 2002: 265–334.

6. The National Digestive Diseases Information Clearinghouse, a service of the National Institute of Diabetes and Digestive and Kidney Diseases. »Constipation.« NIH Publication No. 07-2754. July 2007. Accessed April 19, 2011 http://digestive.niddk.nih.gov/ddiseases/pubs/constipation/#serious.

7. Ibid.

8. Williams, E. W., Hemmings, W. A. »Intestinal uptake and transport of proteins in the adult rat.« *Proc R Soc London Br* 203 (1979): 177–189.

9. Warshaw, A. L., Bellini C. A., Walker W. A. »The intestinal mucosal barrier to intact antigenic protein.« *Am J Surg* 133 (1977): 55–58.

10. Khalif, I. L., Quigley, E. M., Konovitch, E. A., Maximova, I. D. »Alterations in the colonic flora and intestinal permeability and evidence of immune activation in chronic constipation.« *Dig Liver* Dis. 37, 11 (2005): 838–849.

11. Friend, B. A., Shahani, K. M. »Nutritional and therapeutic aspects of lactobacilli.« *J App Nutr* 36 (1984):125–136.

12. Reddy, B. S. »Dietary fat and its relationship to large bowel cancer.« *Cancer Res* 41 (1981): 3700–3705.

13. Mills, S. *The Essential Book of Herbal Medicine.* London: Arkana/Penguin, 1991.

14. Jeffery, E. H. »Diet and Detoxification Enzymes.« *The Proceedings from the 13th International Symposium of The Institute for Functional Medicine.* Supplement to *Alternative Therapies in Health and Medicine* 2009: 98–S99.

15. Saito, M., Hirata-Koizumi, M., Matsumoto, M., Urano, T., Hasegawa, R. »Undesirable effects of citrus juice on the pharmacokinetics of drugs: focus on recent studies.« *Drug Safety* 28, 8 (2005): 677–694.

16. Foroutan, R. »What's the Deal with Detox Diets? Eat Right, Academy of Nutrition and Dietetics.« Published April 26, 2017. Reviewed March 2018. Retrieved June 3, 2018 from https://www.eatright.org/health/weight-loss/fad-diets/whats-the-deal with-detox-diets.

17. Marlett, J. A., McBurney, M. I., Slavin, J. L. »Position of the American Dietetic Association: health implications of dietary fiber.« *J Am Diet Assoc* 102, 7 (2002): 993–1000.

18. Cummings, J. H. »The effect of dietary fiber on fecal weight and composition.« In: Spiller GA, ed. *Fiber in Human Nutrition.* 3rd ed. Boca Raton: CRC Press; 2001.

19. Anti, M., Pignataro, G., Armuzzi, A., et al. »Water supplementation enhances the effect of high-fiber diet on stool frequency and laxative consumption in adult patients with functional constipation.« *Hepatogastroenterology.* 45, 21 (1998): 727–732.

20. American Academy of Family Physicians. »Constipation: Keeping Your Bowels Moving Smoothly [Web page]«. April 2000. Available at: http://familydoctor.org/online/famdocen/home/common/digestive/basics/037. html. Accessed September 14, 2004.

21. WebMD. 2005–2011. »Exercise to Ease Constipation.« Retrieved April 19, 2011 from http://www.webmd.com/digestive-disorders/exercise-curing-constipation-via-movement.

22. Schnelle, J. F., Leung, F. W., Rao, S. S., Beuscher, L., Keeler, E., Clift, J. W., Simmons, S. »A controlled trial of an intervention to improve urinary and fecal incontinence and constipation.« *J Am Geriatr Soc.* 58, 8 (2010): 1504–1511.

23. Rodriquez, N. R. »Introduction to Protein Summit 2.0: continued exploration of the impact of high-quality protein on optimal health.« *Am J Clin Nutr* 101, 6 (2105): 1317S–1319S.

24. Anderson, K. »Dietary regulation of cytochrome P450.« *Ann Rev Nutr* 11, 4 (1991): 141–159.

25. Spaeth, G., Berg, R. D., Specian, R. D., Deitch, E. A. »Food without fiber promotes bacterial translocation from the gut.« *Surgery* 108, 2 (1990): 240–246.

26. Stresser, D. M., Bjeldanes, L. F., Bailey, G. S., Williams, D. E. »The anticarcinogen 3,3'-diindolylmethane is an inhibitor of cytochrome P-450.« *J Biochem Toxicol* 10, 4 (1995): 191–201.

27. National Institute Health, National Institute Environmental Health Science. »Indole-3-carbinol.« Available at: http://ntp-server.niehs.nih.gov.

28. Jeffery, E. H. »Diet and Detoxification Enzymes.« *The Proceedings from the 13th International Symposium of The Institute for Functional Medicine.* Supplement to *Alternative Therapies in Health and Medicine.* 2009: 98–S99.

29. Wong, G. Y., Bradlow, L., Sepkovic, D., et al. »Dose-ranging study of indole-3-carbinol for breast cancer prevention.« *J Cell Biochem Suppl* 28 29 (1997): 111–116.

30. Michnovicz, J. J. »Increased estrogen 2-hydroxylation in obese women using oral indole-3-carbinol.« *Int J Obes Relat Metab Disord* 22 (1998): 227–229.

31. Telang, N. T., Katdare, M., Bradlow, H. L., et al. »Inhibition of proliferation and modulation of estradiol metabolism: novel mechanisms for breast cancer prevention by the phytochemical indole-3-carbinol.« *Proc Soc Exp Biol Med* 216 (1997): 246–252.

32. Jeffery, E. H. »Diet and Detoxification Enzymes.« *The Proceedings from the 13th International Symposium of The Institute for Functional Medicine.* Supplement to *Alternative Therapies in Health and Medicine.* 2009: S98–S99.

33. Pantuck, E. J., Pantuck, C. B., Garland, W. A., Min, B. H., et al. »Stimulatory effect of Brussels sprouts and cabbage on human drug metabolism.« *Clin Pharmacol Ther.* 25, 1 (1979): 88–95.

34. Prochaska, H. J., Santamaria, A. B., Talalay, P. »Rapid detection of inducers of enzymes that protect against carcinogens.« *Proc Natl Acad Sci USA*. 89,6 (1992): 2394–2398.

35. Ibid.

36. Nguyen, T., Rushmore. T. H., Pickett, C. B. »Transcriptional regulation of a rat liver glutathione S-transferase Ya subunit gene. Analysis of the antioxidant response element and its activation by the phorbol ester 12-O-tetradecanoylphorbol-13-acetate.« *J Biol Chem* 269, 18 (1994): 13656–13662.

37. Nioi, P., Hayes, J. D. »Contribution of NAD(P)H:quinone oxidoreductase 1 to protection against carcinogenesis, and regulation of its gene by the Nrf2 basic-region leucine zipper and the arylhydrocarbon receptor basic helix-loop-helix transcription factors.« *Mutat Res* 555, 1–2 (2004): 149–171.

38. Lee, J. S., Surh, Y. J. »Nrf2 as a novel molecular target for chemoprevention.« *Cancer Lett.* 224, 2 (2005): 171–184.

39. Chan, L. M., Lowes, S., Hirst, B. H. »The ABCs of drug transport in intestine and liver: efflux proteins limiting drug absorption and bioavailability.« *Eur J Pharm Sci* 21, 1 (2004): 25–51.

40. Hayashi, A., Suzuki, H., Itoh, K., Yamamoto, M., Sugiyama, Y. »Transcription factor Nrf2 is required for the constitutive and inducible expression of multidrug resistance-associated protein 1 in mouse embryo fibroblasts.« *Biochem Biophys Res Commun* 310, 3 (2003): 824–829.

41. Moon, Y. J., Wang, X., Morris, M. E. »Dietary flavonoids: effects on xenobiotic and carcinogen metabolism.« *Toxicol In Vitro.* 20, 2 (2006): 187–210.

42. Aggarwal, B. B., Ichikawa, H. »Molecular targets and anticancer potential of indole-3-carbinol and its derivatives.« *Cell Cycle* 4, 9 (2005): 1201–1215.

43. Nho, C. W., Jeffery, E. »Crambene, a bioactive nitrile derived from glucosinolate hydrolysis, acts via the antioxidant response element to upregulate quinone reductase alone or synergistically with indole-3-carbinol.« *Toxicol Appl Pharmacol.* 198, 1 (2004): 40–48.

44. Gescher, A. J., Sharma, R. A., Steward, W. P. »Cancer chemoprevention by dietary constituents: a tale of failure and promise.« *Lancet Oncol* 2, 6 (2001): 371–379.

45. Ullmann, U., Haller, J., Decourt, J. P., et al. »A single ascending dose study of epigallocatechin gallate in healthy volunteers.« *J Int Med Res.* 2003; 31(2): 88–101.

46. Smith, B. »Organic foods versus supermarket foods: element levels,« *J Appl Nutr.* 1993; 45(1):35–39.

47. Curl, C. L., Fenske, R. A., Elgethun, K. »Organophosphorus pesticide exposure of urban and suburban preschool children with organic and conventional diets.« *Environ Health Perspect.* 2003; 111(3): 377-382.

48. Westin, J. B., Richter, E. »The Israeli breast-cancer anomaly.« *Ann N Y Acad Sci.* 1990; 609: 269–279.

49. Walker, C., Reamy, B. V. »Diets for cardiovascular disease prevention: what is the evidence?« *Am Fam Physician* 2009; 79(7): 571–578.

50. Mente, A., de Koning, L., Shannon, H. S., Anand, S. S. »A systematic review of the evidence supporting a causal link between dietary factors and coronary heart disease.« *Arch Intern Med* 2009;169(7): 659–669.

51. Shai, I., Schwarzfuchs, D., Henkin, Y., et al. »Weight loss with a low-carbohydrate, Mediterranean, or low-fat diet.« *N Engl J Med* 2008; 359(3): 229–241.

52. Agatston, A. *The South Beach Diet.* St. Martins Press; 2003.

53. Aude, Y. W., Agatston, A. S., Lopez-Jimenez, F., Lieberman, E. H., Marie Almon, Hansen, M., Rojas, G., Lamas, G. A., Hennekens, C. H. »The national cholesterol education program diet vs a diet lower in carbohydrates and higher in protein and monounsaturated fat: a randomized trial.« *Arch Intern Med* 2004; 164(19): 2141–2146.

54. Atkins, R. C. *Dr. Atkins' New Diet Revolution.* New York: Quill; 2002: 47–55.

55. Brehm, B. J., Seeley, R. J., Daniels, S. R., et al. »A Randomized Trial Comparing a Very Low Carbohydrate Diet and a Calorie-Restricted Low Fat Diet on Body Weight and Cardiovascular Risk Factors in Healthy Women.« *Journal of Clinical Endocrinology and Metabolism* 2003; 88(4): 1617–1623.

56. Foster, G. D., Wyatt, H. R., Hill, J. O., et al. »A Randomized Trial of a Low-Carbohydrate Diet for Obesity.« *New England Journal of Medicine* 2003; 348(21): 2082–2090.

57. Tarantino, G., Citro, V., Finelli, C. »Hype or Reality: Should Patients with Metabolic Syndrome-related NAFLD be on the Hunter-Gatherer (Paleo) Diet to Decrease Morbidity?« *J Gastrointestin Liver Dis.* 2015 Sep; 24(3): 359–368.

58. Fontana, L., Meyer, T. E., Klein, S., Holloszy, J. O. »Long-term low-calorie low-protein vegan diet and endurance exercise are associated with low cardiometabolic risk.« *Rejuvenation Res* 2007; 10(2): 225–234.

59. Key, T. J., Thorogood, M., Appleby, P. N., Burr. M. L. »Dietary habits and mortality in 11,000 vegetarians and health conscious people: results of a 17 year follow up.« *BMJ* 1996; 313(7060): 775–779.

60. Cho, C. G., Kim, H. J., Chung, S. W., et al. »Modulation of glutathione and thioredoxin systems by calorie restriction during the aging process.« *Exp Gerontol.* 2003; 38(5): 539–548.

61. Heilbronn, L. K., de Jonge, L., Frisard, M. I., et al. »Effect of 6-month calorie restriction on biomarkers of longevity, metabolic adaptation, and oxidative stress in overweight individuals: a randomized controlled trial.« *JAMA.* 2006; 295(13): 1539–1548.

62. Jeffery, E. H. »Diet and Detoxification Enzymes.« *The Proceedings from the 13th International Symposium of The Institute for Functional Medicine.* Supplement to *Alternative Therapies in Health and Medicine.* 2009: 98–S99.

63. Lee, C., Weindruch, R. »Calorie intake, gene expression and aging.« In: *8th Symposium: Functional Medicine Approaches to Endocrine Disturbances of Aging.* Gig Harbor, WA: Institute for Functional Medicine; 2001.

64. Guarente, L., Kenyon, C. »Genetic pathways that regulate ageing in model organisms.« *Nature.* 2000; 408(6809): 255–262.

65. Merry, B. J. »Oxidative stress and mitochondrial function with aging–the effects of calorie restriction.« *Aging Cell.* 2004; 3(1): 7–12.

66. Lambert, A. J., Merry, B. J. »Effect of caloric restriction on mitochondrial reactive oxygen species production and bioenergetics: reversal by insulin.« *Am J Physiol Regul Integr Comp Physiol.* 2004; 286(1): R20–R21.

67. Mulas, M. F., Demuro, G., Mulas, C., et al. »Dietary restriction counteracts age-related changes in cholesterol metabolism in the rat.« *Mech Ageing Dev.* 2005; 126(6–7): 648–654.

68. Sun, D., Krishnan, A., Su, J., et al. »Regulation of immune function by calorie restriction and cyclophosphamide treatment in lupus-prone NZB/NZW F1 mice.« *Cell Immunol.* 2004; 228(1): 54–65.

69. Sanchez, A., Reese,r J. L., Lau, H. S., et al. »Role of sugars in human neutrophilic phagocytosis.« *Am J Clin Nutr.* 1973; 26(11): 1180–1184.

70. Lamas, O., Martinez, J. A., Marti, A. »Energy restriction restores the impaired immune response in overweight (cafeteria) rats.« *J Nutr Biochem.* 2004; 15(7): 418–425.

71. Mohanty, P., Hamouda, W., Garg, R., Aljida, A. Ghanim, H., Dandona, P. »Glucose challenge stimulates reactive oxygen species (ROS) generation by leucocytes.« *J Clin Endocrinol Metab.* 2000; 85(8): 2970–2973.

72. Dandona, P., Mohanty, P., Hamouda, W., et al. »Inhibitory effect of a two day fast on reactive oxygen species (ROS) generation by leucocytes and plasma ortho-tyrosine and meta-tyrosine concentrations.« *J Clin Endocrinol Metab.* 2001: 86(6): 2899–2902.

73. Bennett, P. »Working Up the Toxic Patient: Practical Intervention and Treatment Strategies.« *The Proceedings from the 13th International Symposium of The Institute for Functional Medicine.* Supplement to *Alternative Therapies in Health and Medicine.* 2009: 100–S106.

74. Michalsen, A., Weidenhammer, W., Melchart, D., Langhorst, J., Saha, J., Dobos, G. »Short term therapeutic fasting in the treatment of chronic pain and fatigue Syndromes–well-being and side effects with and without mineral supplements.« [Article in German]. *Forsch Komplementarmed Klass Naturheilkd.* 2002; 9(4): 221–227.

75. Kimura, K. D., Tissenbaum, H. A., Liu, Y., Ruvkun, G. »daf-2, an insulin receptor-like gene that regulates longevity and diapause in Caenorhabditis elegans.« *Science.* 1997; 277(5328): 942–946.

76. Greene, A. E., Todorova, M. T., Seyfried, T. N. »Perspectives on the metabolic management of epilepsy through dietary reduction of glucose and elevation of ketone bodies.« *J Neurochem.* 2003; 86(3): 529–537.

77. Iwashige, K., Kouda, K., Kouda, J., et al. »Calorie restricted diet and urinary pentosidine in patients with rheumatoid arthritis.« *J Physiol Anthropol Appl Human Sci.* 2004; 23(1): 19–24.

78. Bennett, P. »Working Up the Toxic Patient: Practical Intervention and Treatment Strategies.« *The Proceedings from the 13th International Symposium of The Institute for Functional Medicine.* Supplement to *Alternative Therapies in Health and Medicine.* 2009: 100–S106.

79. Anderson, K. »Dietary regulation of cytochrome P450.« *Annu Rev Nutr.* 1991; 11(4): 141–159.

80. Paganelli, R., Fagiolo, U., Cancian, M., et al. »Intestinal permeability in irritable bowel syndrome. Effect of diet and sodium cromoglycate administration.« *Ann Allergy.* 1990; 64(4): 377–380.

81. Bennett, P. »Working Up the Toxic Patient: Practical Intervention and Treatment Strategies.« *The Proceedings from the 13th International Symposium of The Institute for Functional Medicine.* Supplement to *Alternative Therapies in Health and Medicine.* 2009: 100–S106.

Kapitel 8

1. Zouboulis, C. C., Makrantonaki, E. »Clinical aspects and molecular diagnostics of skin aging.« *Clin Dermatol.* 2011; 29: 3–14.

2. Rittié, L., Fisher, G. J. »Natural and Sun-Induced Aging of Human Skin.« *Cold Spring Harb Perspect Med.* 2015 Jan; 5(1): a015370.

3. Schmid, D., Muggl, R., Zülli, F. »Collagen glycation and skin aging.« *C&T Manufacture Worldwide.* 2002: 1–6.

4. Callaghan, T. M., Wilhelm, K. P. »A review of ageing and an examination of clinical methods in the assessment of ageing skin. Part I: Cellular and molecular perspectives of skin ageing.« *Int J Cosmet Sci.* 2008 Oct; 30(5): 313–322.

5. DeGroot, J., Lafeber, F. P., Ban, R. A., TeKopple, J. M., Verzjil, N. »Glucosamine inhibits formation of advanced glycation endproducts in human articular cartilage: a mechanism for chondroprotection?« *49th Annual Meeting of the Orthopaedic Research Society.* Paper #0048; 2003:1 pg.

6. Gueniche, A., Castiel-Higounenc, I. »Efficacy of Glucosamine Sulphate in Skin Ageing: Results from an ex vivo Anti-Ageing Model and a Clinical Trial.« *Skin Pharmacol Physiol.* 2017; 30(1): 36–41.

7. Kajimoto, O., Suguro, S., Takahashi, T. »Clinical Effects of Glucosamine Hydrochloride Diet for Dry Skin.« *Nippon Shokuhin Kagaku Kogaku Kaishi* 2001; 48(5): 335–343.

8. Jean, D., Pouligon, M., Dalle, C. »Evaluation in vitro of AGE-crosslinks breaking ability of rosmarinic acid.« *Glycative Stress Research* 2015; 2 (4): 204–207.

9. Miroliaei, M., Khazaei, S., Moshkelgosha, S., Shirvani, M. »Inhibitory effects of Lemon balm (Melissa officinalis, L.) extract on the formation of advanced glycation end products.« *Food Chem.* 15 November 2011; 129(2): 267–271.

10. Yui, S., Fujiwara, S., Harada, K., Motoike-Hamura, M., Sakai, M., Matsubara, S., Miyazaki, K. »Beneficial effects of lemon balm leaf extract on in vitro glycation of proteins, arterial stiffness, and skin elasticity in healthy adults.« *J Nutr Sci Vitaminol* (Tokyo). 2017; 63(1): 59–68.

11. Pacifici, G. M., Viani, A., Franch, M., Santerini, S., Temellini, A., Giuliani, L., Carra, M. »Conjugation pathways in liver disease.« *Br J Clin Pharmac.* 1990; 30: 427–435.

12. »N-Acetyl-l-Cysteine monograph.« *Alternative Medicine Review* 2000; 5(5); 467–471.

13. Zimet, I. »Acetylcysteine: A drug that is much more than a mucokinetic.« *Biomed & Pharmacother* 1988; 42: 513–520.

14. De Flora, S., Grassi, C., Carati, L. »Attenuation of influenza-like symptomatology and improvement of cell-mediated immunity with long-term N-acetylcysteine treatment.« *Eur Respir J* 1997; 10: 1535–1541.

15. »N-Acetyl-l-Cysteine monograph.« *Alternative Medicine Review* 2000; 5(5); 467–471.

16. Chan, M. Y. »The effect of berberine on bilirubin excretion in the rat.« *Comp Med East West.* 1977 Summer; 5(2): 161–168.

17. Yin, J., Xing, H., Ye, J. »Efficacy of berberine in patients with type 2 diabetes mellitus.« *Metabolism.* 2008 May; 57(5): 712–717.

18. Zhang, Y., Li, X., Zou, D., Liu, W., Yang, J., Zhu, N., Huo, L., Wang, M., Hong, J., Wu, P., Ren, G., Ning, G. »Treatment of type 2 diabetes and dyslipidemia with the natural plant alkaloid berberine.« *J Clin Endocrinol Metab.* 2008 Jul; 93(7): 2559–2565.

19. Zhou, T., Chen, Y., Huang, C., Chen, G. »Caffeine induction of sulfotransferases in rat liver and intestine.« *J Appl Toxicol.* 2012 Oct; 32(10): 804–809.

20. Maiti, S., Chen, X., Chen, G. »All-trans retinoic acid induction of sulfotransferases.« *Basic Clin Pharmacol Toxicol.* 2005 Jan; 96(1): 44–53.

21. Walaszek, Z., Szemraj, J., Narog, M. »Metabolism, uptake, and excretion of a D-glucaric acid salt and its potential use in cancer prevention.« *Cancer Detect Prev* 1997; 21: 178–190.

22. Dwivedi, C., Heck, W. J., Downie, A. A., et al. »Effect of calcium glucarate on beta-glucuronidase activity and glucarate content of certain vegetables and fruits.« *Biochem Med Metab Biol* 1990; 43: 83–92.

23. »Calcium-D-Glucarate monograph.« *Altern Med Rev.* 2002;7(4): 336–339.

24. »Curcuma longa (turmeric).« Monograph. *Altern Med Rev* 2001; 6 Suppl: 62–S66.

25. Mortellini, R., Foresti, R., Bassi, R., Green, C. J. »Curcumin, an antioxidant and anti-inflammatory agent, induces heme oxygenase-1 and protects endothelial cells against oxidative stress.« *Free Radic Biol Med* 2000; 28: 1303–1312.

26. Deshpande, U. R., Gadre, S. G., Raste, A. S., et al. »Protective effect of turmeric (Curcuma longa L.) extract on carbon tetrachloride-induced liver damage in rats.« *Indian J Exp Biol* 1998; 36: 573–577.

27. Makarova, S. I. »Human N-acetyltransferases and drug-induced hepatotoxicity.« *Current Drug Metabolism.* 2008; 9(6): 538–545.

28. »Quercetin.« *Alt Med Rev* 1998; 3: 140–143.

29. Shoskes, D. A., Zeitlin, S. I., Shahed, A., Rajfer, J. »Quercetin in men with category III chronic prostatitis: A preliminary prospective, double-blind, placebo-controlled trial.« *Urol* 1999; 54: 960–963.

30. Chen, Y., Xiao, P., Ou-Yang, D. S., et al. »Simultaneous action of the flavonoid quercetin on cytochrome p450 (cyp) 1a2, cyp2a6, n-acetyltransferase and xanthine oxidase activity in healthy volunteers.« *Clinical and Experimental Pharmacology.* 2009; 36(8): 828–833.

31. van Zandwijk, N. »N-acetylcysteine for lung cancer prevention.« *Chest* 1995; 107: 1437–1441.

32. Morgan, L. R., Holdiness, M. R., Gillen, L. E. »N-acetylcysteine: its bioavailability and interaction with ifosfamide metabolites.« *Semin Oncol* 1983; 10: 56–61.

33. Food and Nutrition Board, Institute of Medicine. »Pantothenic acid. Dietary Reference Intakes: Thiamin, Riboflavin, Niacin, Vitamin B_6, Vitamin B_{12}, Pantothenic Acid, Biotin, and Choline.« Washington, D.C.: National Academy Press; 1998: 357–373.

34. Crinnion, W. J. »Environmental Medicine, Part 2–Health Effects of and Protection from Ubiquitous Airborne Solvent Exposure.« *Alternative Medicine Review* 2000; 5(2): 133–143.

35. Hill, R. H., Jr, Ashley, D. L., Head, S. L., et al. »p-Dichlorobenzene exposure among 1,000 adults in the United States.« *Arch Environ Health* 1995; 50: 277–280.

36. Yin, M., Ikejima. K., Arteel, G. E., Seabra, V., Bradford, B. U., Kono, H., Rusyn, I., Thurman, R. G. »Glycine accelerates recovery from alcohol-induced liver injury.« *J Pharmacol Exp Ther.* 1998 Aug; 286(2): 1014–1019.

37. Wang, W. Y., Liaw, K. Y. »Effect of a taurine-supplemented diet on conjugated bile acids in biliary surgical patients.« *JPEN J Parenter Enteral Nutr.* 1991 May-Jun; 15(3): 294–297.

38. Matsuyama, Y., Morita, T., Higuchi, M., Tsujii, T. »The effect of taurine administration on patients with acute hepatitis.« *Prog Clin Biol Res* 1983; 125: 461–468.

39. Sacks, G. S. »Glutamine supplementation in catabolic patients.« *Ann Pharmacother* 1999; 33: 348–354.

40. Ibid.

41. van der Hulst, R. R., van Kreel, B. K., von Meyenfeldt, M. F., et al. »Glutamine and the preservation of gut integrity.« *Lancet* 1993; 341: 1363–1365.

42. Lerman, A., Burnett, J. C., Jr, Higano, S. T., et al. »Long-term L-arginine improves small-vessel coronary endothelial function in humans.« *Circulation* 1998; 97: 2123–2128.

43. Wu, G., Bazer, F. W., Davis, T. A., Kim, S. W., Li, P., Marc Rhoads, J., Carey Satterfield, M., Smith, S. B., Spencer, T. E., Yin, Y. »Arginine metabolism and nutrition in growth, health and disease.« *Amino Acids.* 2009 May; 37(1): 153–168.

44. Ozsoy, Y., Coskun, T., Yavuz, K., Ozbilgin, K., Var, A., Ozyurt, B. »The effects of L-arginine on liver damage in experimental acute cholestasis an immunohistochemical study.« *HPB Surg.* 2011; 2011: 306069.

45. Ehren, I., Lundberg, J. O., Adolfsson, J., Wiklund, N. P. »Effects of L-arginine treatment on symptoms and bladder nitric oxide levels in patients with interstitial cystitis.« *Urology* 1998; 52: 1026–1029.

46. Bucci, L. R., Hickson, J. F., Jr, Wolinsky, I, Pivarnik, J. M. »Ornithine supplementation and insulin release in bodybuilders.« *Int J Sport Nutr* 1992; 2: 287–291.

47. Sugino, T., Shirai, T., Kajimoto, Y., and Kajimoto, O. »L-ornithine supplementation attenuates physical fatigue in healthy volunteers by modulating lipid and amino acid metabolism.« *Nutr. Res.* 2008; 28(11): 738–743.

48. Vale, J. A., Meredith, T. J., Goulding, R. »Treatment of acetaminophen poisoning. The use of oral methionine.« *Arch Intern Med* 1981; 141: 394–6.

49. Wu, W., Kang, S., Zhang, D. »Association of vitamin B_6, vitamin B_{12} and methionine with risk of breast cancer: a dose-response meta-analysis.« *Br J Cancer* 2013; 109(7): 1926–44.

50. Kuo, H. K., Sorond, F. A., Chen, J. H., Hashmi, A., Milberg, W. P., and Lipsitz, L. A. »The role of homocysteine in multisystem age-related problems: a systematic review.« *J Gerontol.A Biol.Sci Med Sci* 2005; 60(9): 1190–1201.

51. »Dose-dependent effects of folic acid on blood concentrations of homocysteine: a meta-analysis of the randomized trials.« *Am J Clin Nutr* 2005; 82(4): 806–812.

52. Potter, K., Hankey, G. J., Green, D. J., Eikelboom, J., Jamrozik, K., and Arnolda, L. F. »The effect of long-term homocysteine-lowering on carotid intima-media thickness and flow-mediated vasodilation in stroke patients: a randomized controlled trial and meta-analysis.« *BMC.Cardiovasc.Disord* 2008; 8: 24.

53. Taylor, M. J., Carney, S. M., Goodwin, G. M., Geddes, J. R. »Folate for depressive disorders: systematic review and meta-analysis of randomized controlled trials.« *J Psychopharmacol* 2004; 18(2): 251–6.

54. Gariballa, S., Forster, S. »Effects of dietary supplements on depressive symptoms in older patients: a randomised double-blind placebo-controlled trial.« *Clin Nutr* 2007; 26(5): 545–51.

55. Hallert, C., Svensson, M., Tholstrup, J., Hultberg, B. »Clinical trial: B vitamins improve health in patients with coeliac disease living on a gluten-free diet.« *Aliment Pharmacol Ther* 2009; 29(8): 811–6.

56. Coppen, A., Bailey, J. »Enhancement of the antidepressant action of fluoxetine by folic acid: a randomised, placebo controlled trial.« *J Affect Dis* 2000; 60: 121–31.

57. Schwab, U., Torronen, A., Meririnne, E., Saarinen, M., Alfthan, G., Aro, A., and Uusitupa, M. »Orally administered betaine has an acute and dose-dependent effect on serum betaine and plasma homocysteine concentrations in healthy humans.« *J Nutr* 2006; 136(1): 34–38.

58. Rochat, F., Baumgartner, M., Jann, A., Rochat, C., Nielsen, G., Reuteler, G., Ballèvre, O. »Synergistic effect of prebiotics on human intestinal microflora.« 2001– Ref Type: Personal Communication. In Meance S. Acacia gum (Fibregum™), a very well tolerated specific natural prebiotic having a wide range of food applications - Part 1. *AgroFOOD industry hi-tech.* 2004. January/February: 24–28.

59. Cherbut, C., Michel, C., Raison, V., Kravtchenko, T. P., Meance, S. »Acacia Gum is a bifidogenic dietary fiber with high digestive tolerance in healthy humans.« *Microbial Ecol Health Dis.* 2003; 15: 43–50.

60. Wyatt, G. M., Bayliss, C. E., Holcroft, J. D. »A change in human faecal flora in response to inclusion of gum arabic in the diet.« *Br J Nutr.* 1986; 55: 261–266.

61. Baray, S. »Chapter 7: Acacia Gum.« In Cho SS, Samuel P (Eds.). *Fiber Ingredients: Food Applications and Health Benefits.* Boca Raton, FL: CRC Press; 2009: 121–134.

62. Sokol, H., Pigneur, B., Watterlot, L., Lakhdari, O., Bermúdez-Humarán, L. G., Gratadoux, J. J., Blugeon S, Bridonneau C, Furet JP, Corthier G, Grangette C, Vasquez N, Pochart P, Trugnan G, Thomas, G., Blottière, H. M., Doré, J., Marteau, P., Seksik, P., Langella, P. »Faecalibacterium prausnitzii is an anti-inflammatory commensal bacterium identified by gut microbiota analysis of Crohn disease patients.« *Proc Natl Acad Sci U S A.* 2008 Oct 28; 105(43): 16731–16736.

63. Daguet, D., Pinheiro, I., Verhelst, A., Possemiers, S., Marzorati, M. »Acacia gum improves the gut barrier functionality in vitro.« *Agro FOOD Industry Hi Tech.* July/August 2015; 26(4): 29–33.

64. Daguet, D., Pinheiro, I., Verhelst, A., Possemiers, S., and Marzorati, M. »Arabinogalactan and fructooligosaccharides improve the gut barrier function in distinct areas of the colon in the Simulator of the Human Intestinal Microbial Ecosystem.« *J Fuct Foods.* 2016; 20: 369–379.

65. Eliaz, I. »Modified citrus pectin (MCP) in the treatment of cancer.« Paper presented at: The American Chemical Society Annual Meeting; Philadelphia, PA; 2004

66. Zhao, Z. Y., et al. 2008. »The Role of Modified Citrus Pectin as an Effective Chelator of Lead in Children Hospitalized with Toxic Lead Levels.« *Altern Ther Health Med* 14(4): 34–38.

67. Eliaz, I., Weil, E., Wilk, B. »Integrative Medicine and the Role of Modified Citrus Pectin/Alginates in Heavy Metal Chelation and Detoxification–Five Case Reports.« *Forsch Komplementärmed* 2007; 14: 358–364.

68. Patrick, L. »Mercury Toxicity and Antioxidants: Part I: Role of Glutathione and alpha-Lipoic Acid in the Treatment of Mercury Toxicity.« *Altern Med Rev* 2002; 7(6): 458.

69. Ballatori, N., Lieberman, M. W., Wang, W. »N-Acetylcysteine as an Antidote in Methylmercury Poisoning.« *Environ Health Prect* 1998; 106: 267–271.

70. Kelly, G. S. »Clinical Applications of N-acetylcysteine.« *Alt Med Rev* 1998; 3(2): 114–127.

71. Abdalla, F. H., Bellé, L. P., De Bona, K. S., Bitencourt, P. E., Pigatto, A. S., Moretto, M. B. »Allium sativum L. extract prevents methyl mercury-induced cytotoxicity in peripheral blood leukocytes (LS).« *Food Chem Toxicol* 2010; 48(1): 417–421.

72. Cha, C.-W. »A study on the effect of garlic to the heavy metal poisoning of rat.« *J Korean Med Sci* 1987; 2(4): 213–223.

73. Li. Y.-F., Dong, Z., Chen, C., et al. »Organic selenium supplementation increases mercury excretion and decreases oxidative damage in long-term mercury-exposed residents from Wanshan, China.« *Environmental Science & Technology.* 2012; 46(20): 11313–11318.

Kapitel 9

1. Krop, J. »Chemical sensitivity after intoxication at work with solvents: response to sauna therapy.« *J Altern Complement Med.* 1998; 4(1): 77–86.

2. Kilburn, K. H., Warsaw, R. H., Shields, M. G. »Neurobehavioral dysfunction in firemen exposed to polycholorinated biphenyls (PCBs): possible improvement after detoxification.« *Arch Environ Healt.* 1989; 44(6): 345–350.

3. Crinnon, W. »Components of Practical Clinical Detox Programs–Sauna as a Therapeutic Tool.« *The Proceedings from the 13th International Symposium of The Institute for Functional Medicine.* Supplement to *Alternative Therapies in Health and Medicine.* 2009: S154–S156.

4. Cohn, J. R., Emmet, E. A. »The excretion of trace metals in human sweat.« *Ann Clin Lab Sci.* 1978; 8(4): 270–275.

5. Crinnon, W. »Components of Practical Clinical Detox Programs–Sauna as a Therapeutic Tool.« *The Proceedings from the 13th International Symposium of The Institute for Functional Medicine.* Supplement to *Alternative Therapies in Health and Medicine.* 2009: S154–S156.

6. Mooventhan, A., Nivethitha, L. »Scientific evidence-based effects of hydrotherapy on various systems of the body.« *N Am J Med Sci.* 2014 May; 6(5): 199–209.

7. Heywood, A. »A trial of the Bath waters: the treatment of lead poisoning.« *Med Hist Suppl.* 1990; 10:82–101.

8. Siems, W. G., van Kuijk, F. J., Maass, R., Brenke, R. »Uric acid and glutathione levels during short-term whole body cold exposure.« *Free Radic Biol Med* 1994; 16(3): 299–305.

9. Kuhn, G., Buhring, M. »Physical medicine and quality of life: design and results of a study on hydrotherapy.« *Comp Ther Med* 1995; 3: 138–141.

10. Stener-Victorin, E., Kruse-Smidje, C., Jung K. »Comparison between electro-acupuncture and hydrotherapy, both in combination with patient education and patient education alone, on the symptomatic treatment of osteoarthritis of the hip.« *Clin J Pain* 2004; 20(3): 179–185.

11. Foley, A., Halbert, J., Hewitt, T., Crotty, M. »Does hydrotherapy improve strength and physical function in patients with osteoarthritis–a randomized controlled trial comparing a gym based and a hydrotherapy based strengthening programme.« *Ann Rheum Dis* 2003; 62(12): 1162–1167.

12. Michalsen, A., Ludtke, R., Buhring, M,. Spahn, G., Langhorst, J., Dobos, G. J. »Thermal hydrotherapy improves quality of life and hemodynamic function in patients with chronic heart failure.« *Am Heart J* 2003; 146(4): 728–733.

13. Kesiktas, N., Pake, N., Erdogan, N., Gulsen, G., Bicki, D., Yilmaz, H. »The use of hydrotherapy for the management of spasticity.« *Neurorehabil Neural Repair.* 2004; 18(4): 268–273.

14. Cassar, M.-P. »Massage for detoxification.« Pacific College of Oriental Medicine. Retrieved August 21, 2018 from https://www.pacificcollege.edu/news/blog/2014/07/15/massage-detoxification.

15. Xujian, Shao. »Effect of massage and temperature on the permeability of initial lymphatics.« *Lymphology* 1990; 23: 48–50.

16. »Report on the Proceedings of a Summit on New Directions for Chelation Therapy.« *Townsend Letter* August/September 2013. Retrieved September 29, 2018 from http://www.townsendletter.com/AugSept2013/chelationsummit0813. html.

Stichwortregister

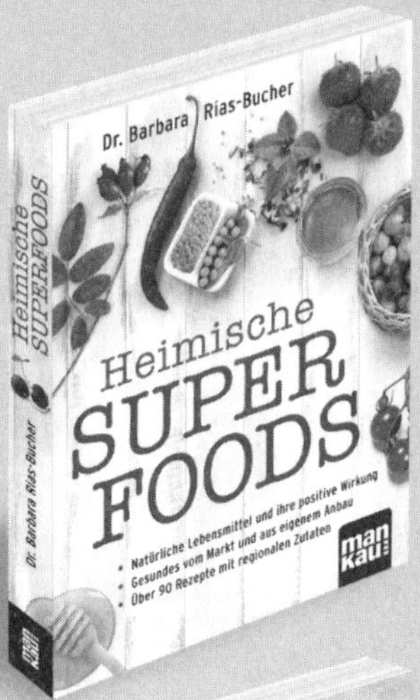

Dr. Barbara Rias-Bucher

HEIMISCHE SUPERFOODS

Natürliche Lebensmittel und ihre positive Wirkung – Gesundes vom Markt und aus eigenem Anbau – Über 90 Rezepte mit regionalen Zutaten

17,95 € (D) / 18,50 € (A) I ISBN 978-3-86374-240-9

„(...) Die über 90 Rezepte in ihrem Buch laden zum Nachkochen ein. Beim Durchlesen wird deutlich, wie vielseitig das Nahrungsangebot auf unseren Äckern und in der Kulturlandschaft ist. (...) Die Rezepte und Portraits sind ansprechend bebildert und gut aufgebaut. Zur Erläuterung der möglichen gesundheitlichen Wirkung enthält das Buch einige Pflanzenportraits und ernährungsphysiologische Hinweise sowie nützliche Tipps. (...)"

Arbeitskreis für Ernährungsforschung

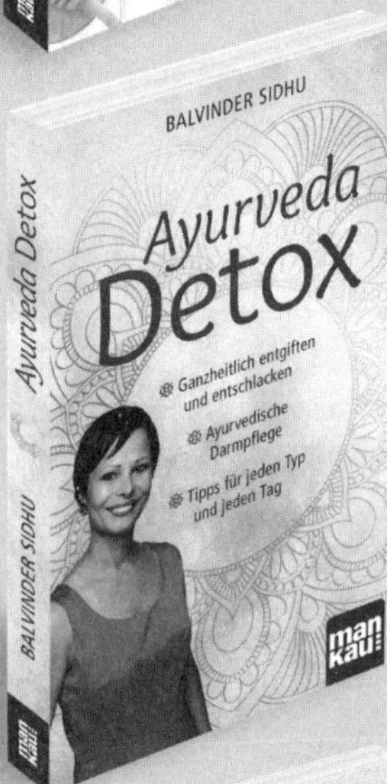

Balvinder Sidhu

AYURVEDA DETOX

Ganzheitlich entgiften und entschlacken – Ayurvedische Darmpflege – Tipps für jeden Typ und jeden Tag

12,95 € (D) / 13,40 € (A) I ISBN 978-3-86374-499-1

„Im Ayurveda werden große Teile der Physiologie, aber auch verschiedene grob- und feinstoffliche Einflüsse mit Hilfe der Doshas bestimmt. Mit Hilfe eines Testes kann man den eigenen Typ bestimmen. (...) Die vorgeschlagene 5- oder 10-tägige Entschlackungskur enthält Rezepte für den ayurvedischen Frühstücksbrei, [für die Gerichte] zu Mittag und zu Abend sowie [für] den Fastentrunk, den Detox-Tee und das Ingwerwasser, Ernährungs- und Bewegungstipps für die drei Konstitutionstypen runden das kleine Büchlein ab. Geeignet für Einsteiger_innen zur schnellen und allgemeinen Information."

bn-bibliotheksnachrichten

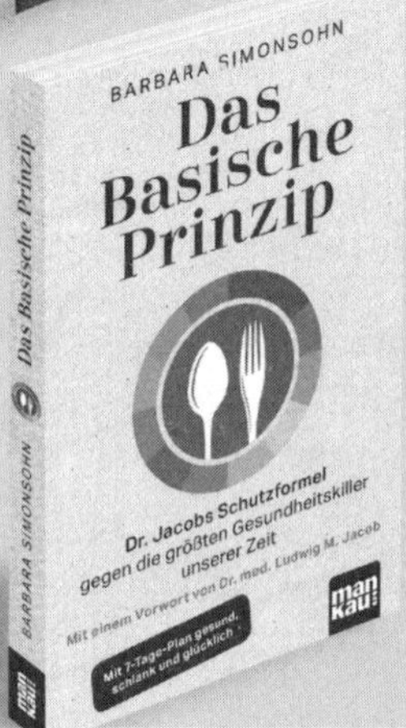

Barbara Simonsohn

DAS BASISCHE PRINZIP: DR. JACOBS SCHUTZFORMEL GEGEN DIE GRÖSSTEN GESUNDHEITSKILLER UNSERER ZEIT

14,95 € (D) / 15,40 € (A) I ISBN 978-3-86374-541-7

Der vorliegende Ratgeber erklärt leicht verständlich die profunden Erkenntnisse von Dr. Jacob und zeigt Ihnen, wie Sie mit einigen einfachen Maßnahmen – von einer kleinen Ernährungsumstellung bis hin zu ausreichend Entspannung, gutem Schlaf und Bewegung – den Teufelskreis von Übersäuerung und Stress durchbrechen können. Freuen Sie sich auf ein langes und gesundes Leben!